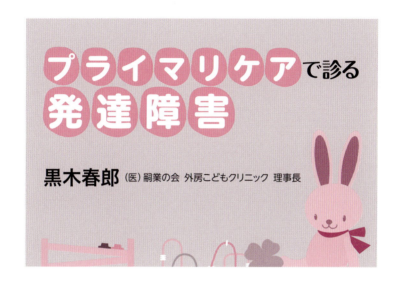

# プライマリケアで診る発達障害

黒木春郎 (医) 嗣業の会 外房こどもクリニック 理事長

中外医学社

# はじめに

　発達障害は小児を診る医師すべてが扱うべき疾患であると考え，この本を執筆しました．例えば，喘息を診ることは小児プライマリケアで当然です．それと同様に発達障害もプライマリケアを担う医師が対応できなければならないでしょう．また，医療の対象は時代の変遷とともに変化しています．かつては生きるか死ぬかが医療の担う大きな問題でしたが，現在はむしろ生活の質の向上やよりよく生きるために医療があるといえます．その顕著な例が発達障害に対する医療ともいえるでしょう．

　ある母親からこんな話を聞きました．彼女の就学前のお子さんには多動と衝動性がありました．育児が大変で，彼女は様々な勉強をして自分の子はADHD（注意欠如・多動症）ではないかと考えました．そして悩み逡巡したのち，思い切ってかかりつけ医（病院勤務医）に聞いてみました．その医師はその子のアレルギー疾患でのかかりつけでした．その医師は笑って，それは母親の甘やかしであると言いました．母親はひどく落胆し，その後しばらくは児の発達障害について誰にも相談することはありませんでした．私はこれを聞き，すべての小児科医は発達障害についての知識を一般的素養として持つべきと考えました．

　筆者は地域総合小児医療を担当する医師で，専門は感染症です．10年前に開業し，数年前まで発達障害の診療に正面から取り組んだことはありませんでした．しかし，それでは患者さんのニーズに応えることができないことに気づかされました．

　全く初めての疾患を診療の対象とすることに決めてから，何をどう学習し，どのように自分の診療体制を整えたかを本書に記載しました．発達障害の診療は，日本においてあるいは世界的にもこの10年くらいで普及してきたものです．そういう点では，どのような医師にとっても初めての経験と言えます．本書では筆者の理解の過程をたどるとともに，関連領域にも触れ，

さらに事例をあげての記述を行いました．

　本書が同じような志向を有する方々に，実際的な内容を提供できているとすれば幸いです．勉強するとは，知識を集積することにとどまらずその疾患・患者さんの感触を体験できるようになることです．診断に際して，当初診断基準は必須ですが，そのうちにその疾患・患者さんの感触を体得すると，診断基準を超えていくことができます．

　発達障害を勉強することは，筆者にとって医療に関連する他の領域を多く勉強することでした．その領域は生命科学としては神経科学が基礎であり，症状のとらえ方に心理学，支援についての看護学，さらに福祉の実際，教育，社会学・社会医学，文学・漫画などに広がりました．これは，筆者にとって実際の仕事上も知的にも楽しい作業でした．また，何名かの患者さんからはかなり親身になって，様々な問題点を教えていただきました．深謝します．

　なお，本書で紹介した事例は，筆者が実際に経験した事例をもとに編集して作成したものです．特定の個人を示すものではありません．

　本書では現場の息吹を伝えることに心がけました．そして，その現場の息吹を一般化・抽象化することを目標としました．抽象化できたとき，関連他領域といつの間にかつながっている実感を持てます．その時，他領域への理解が可能となります

　そのような体験を皆様と共有できることを願っています

　　　2016年 3月

　　　　　　　　　　　　　　　　　　　　　　　　　　黒木　春郎

# 目 次

**序章** かかりつけ医こそ発達障害診療を ……………………… 1
 発達障害と関わることは医療者の義務 ……………………… 1
 発達障害診療の必要性と医療体制のギャップ ……………… 2
 かかりつけ医こそ発達障害診療の基盤となるべき ………… 3
 どのようにして発達障害を学ぶか …………………………… 4

**第1章** 発達障害の社会的背景 ………………………………… 5
 発達障害は増加しているか …………………………………… 5
 医療化という概念 ……………………………………………… 6
 発達障害の医療化 ……………………………………………… 7
 発達障害は＜認知の多様性＞ ………………………………… 8
 発達「障害」という言葉をめぐる問題 ……………………… 8
 発達障害に医療が介入することの意味 …………………… 10

**第2章** 当院の診療体制 ……………………………………… 11
 プライマリケアで発達障害診療に取り組んでみて ……… 11
 課題その1―採算性 ………………………………………… 11
 課題その2―新しい疾患概念を診療に取り入れる方法 … 12
 具体的な診療体制 …………………………………………… 13

**第3章** 発達障害を理解するために ………………………… 15
 発達障害を理解するためのポイント ……………………… 15
 専門外の医師が発達障害に取り組むには ………………… 15
 ＜認知の多様性＞を理解し生物学的基盤を身に付けること … 15
 疾患の具体的なイメージを持つこと ……………………… 16
 一人の患者さんとご家族から深く学ぶ …………………… 17
 文学と発達障害 ……………………………………………… 21
 発達障害をどうとらえるか ………………………………… 22

## 第4章　システム神経科学からみた発達障害
### ―自閉スペクトラム症における時空間処理と感覚統合 ……… 25
- システム神経科学と発達障害 …………………………… 25
- 時間順序判断課題とは …………………………………… 25
- 時空間処理に関係する脳の活動 ………………………… 28
- 認知リハビリテーションの方法開発へ ………………… 30

## 第5章　学校教育の現場について ……………………………… 31
- 教育現場との連携の必要性 ……………………………… 31
- 医療と教育は交わらない ………………………………… 31
- 個人情報に関する考え方の違い ………………………… 32
- 医療の目的と教育の目的の違い ………………………… 32
- 教育現場では何をしているのか ………………………… 34
- 大原小学校の取り組み …………………………………… 35
- 学校の先生と患者さんの個人情報について話すときに注意すべきこと ……………………………………………… 37
- 学校の先生と連携するには ……………………………… 38
- カンファレンスの具体例 ………………………………… 39
- 子どもにとって学校とは何か …………………………… 40
- 学校と様々な発達障害 …………………………………… 41
- 具体的な役割分担を明確にすること …………………… 42
- 学校からの情報提供 ……………………………………… 43

## 第6章　薬物療法の実際 ………………………………………… 44
- ADHD治療薬 ……………………………………………… 44
- 合併疾患に対する治療薬 ………………………………… 45
- 発達障害と医療・薬物療法 ……………………………… 54
- 投薬の適応 ………………………………………………… 56
- 合併する身体症状の治療 ………………………………… 59

## 第7章　家族看護の視点から …………………………………… 62
- 研究成果①　発達障害児を養育する母親の気づき …… 64

| | | |
|---|---|---|
| 研究成果② | 発達障害児を養育中の母親の精神的健康の現状 | 65 |
| 研究成果③ | 発達障害児を養育する家族のエンパワメントに関連する要因 | 66 |
| 研究成果④ | 親が感じる養育上の自信のなさ | 66 |
| 研究成果⑤ | トリプルP（Positive Parenting Program）の実施効果 | 67 |
| 研究成果⑥ | 児の診断と児への告知 | 69 |

## 症例編

| | | |
|---|---|---|
| 症例1 | N. S. 君（2歳 男児）：乳幼児期のASD児に見られる特徴 | 74 |
| 症例2 | B. R. 君（5歳 男児）：幼児期のADHD児に見られる特徴 | 77 |
| 症例3 | M. S. 君（8歳 男児）：小学校低学年のASD児の症例 | 80 |
| 症例4 | T. V. 君（9歳 男児）：小学校低学年のADHD児に見られる特徴　その1「多動衝動」 | 82 |
| 症例5 | W. W. 君（8歳 男児）：小学校低学年のADHD児に見られる特徴　その2「不注意」 | 85 |
| 症例6 | T. W. さん（12歳 女児）：ASD児の身体症状としての遺糞への対応 | 89 |
| 症例7 | B. N. さん（8歳 女児）：発達障害の診断告知の難しさが際立った症例 | 92 |
| 症例8 | D. T. 君（12歳 男児）：より早期に治療を開始することが適切だったと思われるADHD児の症例 | 95 |
| 症例9 | C. D. 君（13歳 男児）：スクールカウンセラーの勧めで受診し治療が奏効したADHD児の症例 | 98 |
| 症例10 | A. T. 君（8歳 男児）：保護者との信頼関係構築後に治療的介入が可能となった症例 | 101 |
| 症例11 | K. T. 君（12歳 男児）：思春期を迎えた本人の意志で投薬を中止した症例 | 103 |

| | | |
|---|---|---|
| 症例 12 | T. J. 君（8歳 男児）：母親に困り感がなく，投薬を中断して経過観察となった症例 | 106 |
| 症例 13 | T. M. 君（8歳 男児）：憔悴する母親の負担感を軽減することに主眼を置いた症例 | 109 |
| 症例 14 | O. S. 君（9歳 男児）：心理検査（WISC-Ⅳ）結果のフィードバックを通じた学校との連携例 | 112 |
| 症例 15 | M. K. 君（10歳 男児）：心理検査（K-ABCⅡ）結果のフィードバックを通じた学校との連携例 | 117 |
| 症例 16 | T. N. さん（15歳 女児）：ASD児の不眠と激しい常同運動に甘麦大棗湯が著効した症例 | 123 |
| 症例 17 | D. N. さん（18歳 女児）：ASD児の不眠と激しい常同運動に抑肝散加陳皮半夏が著効した症例 | 126 |
| 症例 18 | E. I. 君（6歳 男児）：選択性緘黙の児に抑肝散加陳皮半夏が著効した症例 | 128 |
| 症例 19 | C. A. 君（9歳 男児）：ADHD治療薬の副反応に漢方薬が著効した症例 | 131 |
| 症例 20 | T. K. さん（15歳 女児）：うつ状態の背景にASDが存在した症例 | 133 |
| 症例 21 | E. N. さん（47歳 女性）：児の診察を契機に発見された成人のADHD症例 | 137 |
| 症例 22 | Z. Z. さん（24歳 男性）：難治性うつの背景に成人の発達障害が存在した症例 | 140 |
| 症例 23 | J. S. 君（13歳 男児）：思春期の反抗挑発症の背景にADHDが存在する症例 | 143 |
| 症例 24 | U. H. 君（12歳 男児）：思春期の素行症の背景にADHD，ASDが存在する症例 | 146 |

## 巻末資料

資料1　亀田クリニック発達外来問診票　問診票（保護者の方へ） ………… 149
資料2　外房こどもクリニック　心理相談　問診表 ……………………………… 152
資料3　外房こどもクリニック発達検査問診票 …………………………………… 154
終わりに──多様性の受容または他者理解の可能性 ……………………………… 157

索引 ……………………………………………………………………………………… 159

# 序章 かかりつけ医こそ発達障害診療を

## 発達障害と関わることは医療者の義務

　例えば，咳が出て「風邪です」という子どもを診察した際に，聴診器をあててヒューヒューという笛声音を聞けば，小児科医は上気道炎ではなく喘息を考えます．ところが，極端に落ち着きのない子どもを目にしたとき，発達障害の可能性を検討し自ら診療しようとする一般小児科医はまだ少ないかと思われます．

　しかし，厚労省の調査❶によれば，軽度発達障害の発生頻度は8～9%程度とされ，10%を少し上回る❷とされている小児気管支喘息の発生頻度とさして変わりません．その発生率の高さは，10万人に数人❸とされる白血病や小児ネフローゼ症候群と比較すれば一目瞭然です．すなわち，発達障害は気管支喘息と同様にごく一般的に見られる疾患ないし現象といえます．発達障害について，かかりつけ医が「知らない」で済ませることはできません．

　一方，最近は「発達障害」という言葉が巷間に広く流布されている感があります．残念なことに，医学的妥当性から離れてしまった使われ方も見られます．このような時代こそ医療従事者は医学的に正確な情報発信を行うべきでしょう．これらの一助になるようにと考え，本書を執筆しました．

　なお，本書で言う「発達障害」はDSM-5の神経発達症候群に該当します．主に注意欠如・多動症（ADHD）と自閉スペクトラム症（ASD）を扱うこととします．

❶
軽度発達障害児に対する気づきと支援のマニュアル（平成18年度　厚生労働科学研究）5歳児検診を基盤とした発生頻度調査
http://www.mhlw.go.jp/bunya/kodomo/boshi-hoken07/h7_02a.html

❷
厚労省の6～7歳児を対象とした調査では13%程度
http://www.allergy.go.jp/allergy/guideline/01/contents_02.html

❸
白血病：10万人当たり6.3人
http://www.jalsg.jp/leukemia/frequency.html
小児ネフローゼ症候群：10万人に2人
http://www.jspn.jp/pdf/0505guideline.pdf

# 発達障害診療の必要性と医療体制のギャップ

ある母親が，乳幼児期から自分の息子は他の子と違っていると思っていました．彼女が息子に対して感じていたことは以下のようなことでした．

- ・人の話を聞いていない
- ・言うことを聞かない
- ・話が通じない
- ・癇が強い
- ・体に触れられるのを嫌がる
- ・好きなことに極端に没頭する
- ・運動が極端に苦手
- ・手先が非常に不器用

母親はインターネットなどを通じて自ら調べた結果，息子は「発達障害」ではないかと考えるようになり，あるとき信頼するかかりつけの小児科医に相談しました．自分の子どもの診断を下されるかもしれないわけですから，医師に発達障害のことを尋ねるのはかなり勇気のいる行為でした．そのような決意をして尋ねたにもかかわらず，その医師の返事は「お母さんの甘やかしすぎでしょう」というものでした．落胆した母親はしばらくその件に関する相談をどこにもしませんでした．これは2～3年前の出来事で，筆者が実際にその母親本人から聞いたことです．

しかしこれは，その小児科医の不勉強によるものではありません．当時はまだ発達障害の診療そのものが一般的ではなかったのです．一方最近では，「この児は落ち着きがない」「衝動的である」として，小学校・中学校から直接に医療機関に行くようにといわれる例が多くなって

きています．筆者の近隣だけではなく，全国で同様の傾向があると聞きます．すべてが医療の問題であるかどうかは後に述べますが，「発達障害」診療についての社会のニーズと，それを受け入れる医療の体制が，極端に均衡を欠いているのが現状です．

現在のところ，このような発達障害に対応できる医療機関は非常に限られており，患者さんがそれらの医療機関にアクセスしようとすると，数カ月は待たねばならないというのが現状です．これでは，「今困っている」として受診されたご家族の困り感に応えることはできません．

## かかりつけ医こそ発達障害診療の基盤となるべき

また，問題は待ち時間だけではありません．子どもさんやご両親にすれば，いきなり大病院に行くのは負担も大きく，敷居が高いものです．まず，かかりつけ医で診察してもらいたいと思うことは当然です．発達障害の診療には，生育歴や家庭環境の考慮が必要です．こうした背景への理解があり，信頼関係の確立しているかかりつけ医が診療することは最善の選択と思われます．さらに発達障害では，保育園や幼稚園，学校における対応も重要になってきます．療育などの福祉施設との連携も必要です．地域の教育・福祉の関連施設との連携，また身近な生活の支援は，二次病院ではなくプライマリケアでの役割です．このようなことから，発達障害はプライマリケアでかかりつけ医が診療することが望ましいと考えます．プライマリケアでの診療体制を確立した上で，二次医療機関・専門医療機関との連携構築が必要とされます．

## どのようにして発達障害を学ぶか

　本書では筆者が積み重ねてきた経験から，ある程度一般化できることを述べます．どんな医師にでも，必ず初めて学ぶ医学領域はあります．別に学生時代・研修医のころだけが学習する時期ではありません．これは，医療に限らずどのような分野でも同様でしょう．「発達障害」は多くの医師にとっては初めての分野であるはずです．しかしだからといって，対応不可能な領域ではありません．筆者は数年前コンサータ®が上市された頃，その処方のための講習会に出席しました．それが発達障害との関わりの始まりでした．処方の資格を得て，その後少しずつ診療に関与し，やがて臨床心理士による相談を自施設で開始しました．その頃から診療内容も変化してきました．やがて，2014年には発達障害のシンポジウムを企画し，その準備のために1年間ほど，各方面の専門家と討議し，濃密な勉強を行いました．以下，筆者がたどった学習過程の概要を紹介します．具体的な参考書などは第3章（発達障害を理解するために）で述べます．

1. まず一般的な書物　新書
2. 当事者の記録，文学作品
3. その後，医学書による基本的な概念，語彙の学習
4. 神経科学と発達心理学の教科書・啓蒙書
5. 当事者，少数の信頼関係の確立した患者さんとご家族からの詳細な聞き取り
6. 医師，臨床心理士などとの，実際の患者さんに関しての討議

# 第1章 発達障害の社会的背景

## 発達障害は増加しているか

近年，発達障害が増加していると言われています．疫学的な事実として証明されているかどうかについては議論を要しますが，一般的な印象として発達障害は増加していると言えるでしょう．

また，序章でも触れましたが，一般の人々の日常会話においても，「発達障害」「アスペルガー」「アスペ」といった言葉がごく普通に使われるようになってきています．ただ，これらが医学的な妥当性を持って口にされているのかどうかは疑問です．私たち医療者が正確な医学的情報を発信することで，社会の発達障害に対する正しい理解を深めることは急務でしょう．いずれにしても，これまであまり知られていなかった発達障害という概念が，ここ数年で一気に社会に広まったことは事実です（図1❶）．

❶ 図は新聞記事で発達障害関連の語を検索したものである．近年になり急速に増加していることがわかる．

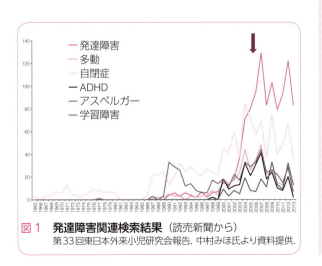

図1 **発達障害関連検索結果**（読売新聞から）
第33回東日本外来小児研究会報告．中村みほ氏より資料提供．

これと同様のことは，うつ病という概念についても言われています．「発達障害」という用語の広がり方は，「うつ」という用語の広がり方と類比できると筆者には思われます．精神疾患は，これまでは一般に気軽に話題にすることではなく，精神科受診はかなり敷居の高いものでした．しかし，今や，駅前には精神科標榜のクリニックが存在し，気分がすぐれない，疲れたといった比較的軽微な理由でも人々はそこを訪れるようになりました．

## 医療化という概念

このような現象は，日常の苦悩の「医療化」であるとする論考があります．うつ病の治療と対象の変遷を考察した上で，ある時期に日常の苦悩が医療化したと指摘するものです[2]．

「医療化」とは医療社会学で使用される概念で，これまで医療の対象とされていなかった事柄が，医療の対象となっていくことを示します．最近の「軽症うつ病」，また後述するように，発達障害も「医療化」されたといえます．一方，医療化を異なる視点で考察した著作としてイリイチの『脱病院化社会』[3]があげられます．「医療が疾患を作る」というイリイチの論理は医療界に鋭い問題提議を投げかけました．

たとえば「おねしょ」について考えてみます．「おねしょ」を医療の問題ととらえることは今でも少ないと思います．しかし，ある年齢を過ぎれば「夜尿症」として治療の対象となります．実際，北欧ではかなり熱心に治療されています．これは，必ずしも投薬を意味するものではありません．筆者は「おねしょ」が「夜尿症」となったときに治療適応となると考えます．また，「いびき」．これも一般には医療の対象と思われにくいことです．しかし，夜間無呼吸は時に重篤な合併症を引き起こす疾患

[2] 黒木俊秀．抗うつ薬が現代社会にもたらしたもの．井原裕ほか編．こころの科学増刊 くすりにたよらない精神医学．2013．

[3] 晶文社；1998．

です．「おねしょ」「いびき」を医療の対象として捉える，その時「医療化」が起こったと言えます．「医療化」という概念をこのように使うと，救命からQOLへという医療の変遷への対応も可能となります．

## 発達障害の医療化

　「うつ」の医療化の背景には，2つの要因があると指摘されています．1つは「神経科学の大衆化」であり，もう1つは，「新規抗うつ薬（SSRI, SNRI）の登場」です．「新型うつ病」といった病名が一部で流通することもこの現れでしょう❹．

❹ 黒木俊秀．前掲．

　発達障害も「うつ」と同じような構造を持っています．これまで，多動・衝動・不注意などの症状を有する児があることは観察され，現在の「発達障害」という概念が確立する以前から，例えば「微細脳障害」という疾患概念として説明されていました．しかし，これまでは一部の研究者・臨床医がそうした児の診療・研究に関与するのみであり，一般に子どもに多動・衝動・不注意がみられても，「疾患」として捉えられることはなかったといってよいでしょう．しかし，現在では「発達障害」は医療の対象となって医療化し，言葉としても一般にも広がっています．

　こうして「発達障害」が医療化した背景にも2つの要因があると考えられます．1つはADHDに対して投薬治療が可能になったことです．当初，リタリン®が登場し，その後コンサータ®が上市されました．しかし，これらの薬剤には流通制限があり，一定の基準を満たして流通管理委員会への登録をすませた医師でなければ処方できません．一方，2009年には新たなADHD治療薬・ストラテラ®が登場しました．この薬剤には処方する医師の登録は不要であり，これをきっかけに医療の中に広がっ

たといえます．そしてもう1つの背景は，DSM-IV，そして2013年のDSM-5による診断基準の明確化です❺．操作的診断基準の是非についての議論は続きますが，診断基準を参照するだけで診断可能となり，誰でも診断できる一定の基準ができたことは医療としての基盤が整ったと評価できるでしょう．こうして「発達障害」は広く医療の対象となり，医療化したのです❻．

❺ DSM-5では，Neurodevelopment disorderという項目があげられている．

❻ 医療の対象の変遷．生死の問題からQOLの改善に目標が変遷する．

## 発達障害は＜認知の多様性＞

うつにしても発達障害にしても，どこまでを疾患として捉え治療の対象と考えるかについて，議論は継続中と思われます．そもそも発達障害は，元来誰にでもある程度見られる症状が極端になったものであり，筆者はそれを＜認知の多様性＞として捉えます．診断基準がdimensionalであることはその証左でしょう．

## 発達「障害」という言葉をめぐる問題

さらに，「障害」という単語の使い方についても議論があります．筆者は障害という単語は医学的妥当性を保った上で使用され続けるべきと考え，単に他の言葉に言い換えることは，医学的問題点の所在をあいまいにすると考えます．しかしながら，「障害」という言葉の持つ差別性にも敏感であるべきでしょう．問題を概括しますと以下のようになります．

① 「障害」という用語は不適切なのか？

社会的生活においては，当事者の不利益となるのであれば使用するべきではないと考えます．一方，医学的には「障害」と捉えることで治療が開始されるという側面があります．医学的使用と社会的な使用は，分けて考えるべきでしょう．ある発達障害関連の英語文献に"kids with behavioral challenge"という言葉がありました．これは，たとえば"optical challenging"と同じ用法です．前者は「行動障害を有する子ども」，後者は「視覚障害」という意味です．「障害」"disorder"あるいは"diseases"という単語の使用を避けるために，このようにすぐにはわかりにくい用法がなされているのです．

　一方で，なぜ疾患は差別的に扱われるのかという，より本質的な課題があります．なぜ，かつてハンセン病患者さんは隔離されたのか，現在でもある種の感染症に過剰な隔離が強制されるのはどうしてか．こうした問題に答えた論考としてスーザン・ソンタグの著作があります．『隠喩としての病』❼で彼女はそれに答えています．ここで，ソンタグはある疾患が医学的意味を超えて，社会的文脈の中で隠喩として扱われる例を示しています．

❼ みすず書房；1982．ソンタグは世間の評判を気にすることなく，鮮明な言論活動を行った．2004年逝去．

### ②疾患と健康の間

　元来，発達障害に見られる症状は，ある程度は誰にでも見られるものです．それが極端になった場合に「疾患」として診断されると考えます．健康と疾患の相違はcategolyzedされたもの，0か1かではなく連続したものです．それが，あるところから疾患として扱われるのです．

　これは量質転化❽の概念から理解することができます．健康とされている生体の状態のうち，その一部分が量的に肥大化していくと，あるところで質的変化を遂げて疾患に変わるのです．そもそも，健康とは何か，ということの定義が曖昧なのです．疾患の動物実験モデルを作成している知人の基礎研究者は，ヒトの健康モデルとは何か，しばしばわからなくなると話していました．

❽ 三浦つとむ．弁証法はどういう科学か．講談社現代新書；1968．量質転化とは弁証法において使用される概念である．あるものの量的な変化が，質的な変化をもたらすことを意味する．これについては，上記の三浦氏の著作に簡潔に解説されている．同書は著者の没後も発行され続けており，古典と言えよう．

### ②「健康」でなければならないのか

　健康への強制感の存在，という議論もあります．また，疾患は医療が作り出したものであるとする論考もあります❾．特に，発達障害はそれが話題になったころ，米国での文化的病❿だとした発言もあり，疾患概念に文化的

❾ イバン・イリイチ．前掲．

❿ 渡辺昭彦先生（児童精神科医，川村学園女子大学教授）の私信より．

背景が大きく影響しています．「変わった子ども」「変わった人」を，疾患を有する存在と捉えるかどうか，議論はつきません．筆者は，このような問題についてはできる限り具体的な事例に即して考えるようにしています．理念的な思弁に陥ると収拾はつかなくなり，実際的な対応が困難となるからです．具体的事例に即した対応を考えれば，思弁に陥ることなくその都度妥当な対応が可能となります．

## 発達障害に医療が介入することの意味

　以上のように，「発達障害」を巡っては様々な議論がなされており，その評価は確定していないと言えるでしょう．しかし，当事者としての児と家族にとって，発達障害が大きな負担となる場合があることは事実です．そして，その苦悩は当事者にしかわからないものです．

　一方で，これに対する医療的介入が有効であることも多く，それはご家族の支援につながります．筆者も実際の診療に従事して，治療有効例，そして時には劇的に有効である事例を経験します．そのような経験を重ね，医療的介入の適応と意味について考えてきました．今日では，少なくとも発達障害に医療が介入する意義は大きく，医療者として積極的に関わるべき問題であると捉えています．

# 第2章 当院の診療体制

## プライマリケアで発達障害診療に取り組んでみて

　私は児童精神の専門医ではありませんが，発達障害について数年前から取り組む準備を整えてきました．現在では複数医師の診療，2名の臨床心理士による心理相談・心理検査という体制を構築しています．当院は小児医療の過疎地にあり，小児プライマリケアとしてこの問題に取り組むべきと考えたためです．

　当院での診療活動を通じ，プライマリケアで発達障害診療に取り組もうとする場合に，2つの課題があると考えました．

## 課題その1―採算性

　ひとつは，持続可能な運営の問題，すなわち採算性です．医師が1人の患者さんの診察にかなりの時間を割いており，また臨床心理士の相談には医療保険は適用されません．発達障害の診療に当たっては，臨床心理士という専門職と共同で行うことが有用であり❶，療育の関与も必要になってきます．筆者のクリニックでは，患者さん1人当たり1時間から1時間半をかけて臨床心理士が相談を受けていますが，患者さんからは料金を頂いていません．つまり，臨床心理士の人件費・経費は持ち出しです．発達障害診療は保険診療内では運営困難と言えます．

　なかには，自費診療で運営されている施設もあります．そのような施設の診療内容は大変充実していますが，かなりの費用が必要となり，その方法を一般化する

---

❶ 臨床心理士が自施設にいることの利点：①児のことについて，その場ですぐに討議できる．②心理検査の評価も，外注するのではなく，直接行って討議できる．③学校，行政との折衝を心理士が担当できる．④医師にとって，発達心理学の勉強となる．

ことは困難です．自費診療では，多くの患者さんやご家族の必要性にこたえることはできないと考えます．

## 課題その2―新しい疾患概念を診療に取り入れる方法

　もうひとつは新しい疾患概念を診療に取入れる方法，つまり医師の研修についてです．発達障害はここ数年で問題となって来た疾患なので，これに先行して取り組んだ一部の医師を除いては，多くの医師にとって，初めて遭遇する疾患概念です．第3章で述べますが，筆者はまず，これについて具体的なイメージを持てるように一般的な知識を得ることから始め，かつ他者と討議する環境を持ちました．その上で診療に従事することによって，ある程度の対応が可能となりました．

　ルネサンス期イギリスの哲学者，フランシス・ベーコンは「知識は力なり」と言いました（図1）．彼は，その力となる知識を身につける勉強方法として，「読むこと」「書くこと」「議論すること」の3つを挙げています．本や論文を「読む」ことは1人でできます．「書く」ことについては，できれば他者の評価を受ける媒体に執筆する

- Francis Bacon 1561-1626 Essays 1612
- 「知識は力なり」
- "Reading maketh a full man; conference a ready man; and writing an exact man"
- 読み，議論し，書く．

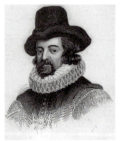

「知識は力なり」

図1　Bacon on Reading ベーコンの学問論

機会がほしいところです．情報発信をすることで新たな情報が集まります．情報発信をするためには，「議論する」機会が必要です．医師にとって，開業医でも勤務医でも，ある課題の議論をする機会は意外に少ないものです．大学の医局のように多くの医師が雑多な話題を持ちかけている環境でもなければ，そうした機会はなかなか多くはないと思います．学会の場，講習会への出席，専門医との討議，臨床心理士などとの討議など，「議論の場」を積極的に作る必要があります．議論の場が背景にあることで安定した診療体制を持つことができます．

## 具体的な診療体制

現在の当院の診療体制を少し具体的に述べます．
### 1. 医師の診療
初診料ないし再診料，診断確定後小児カウンセリング料．（カルテには相談内容を詳述．）

精神科診察料を算定する方法もありますが，これは精神科医の診療に加算されるものです．一方，小児カウンセリング料は小児科専門医による診療のときにのみ算定可能と規定されています．したがって，小児カウンセリング料と精神科診察料の併用は不可です．

初診時には簡単な問診票を配布して，あらかじめ記載してもらいます．巻末に亀田クリニックで使用している問診票を載せます（巻末資料1）．研修医向けに作られたもので，発達障害の概要をまず形から学ぶのに適したものです．同小児科・市河茂樹先生の作成したものです．先生のご好意により本書でも紹介いたします．
### 2. 臨床心理士の心理相談
2名の臨床心理士により月8〜10回，児1人につき1〜1.5時間，1日3〜4名の心理相談を行っています．それぞれの児についての記録にも面談と同程度の時間がかか

ります．この相談に患者負担はありません．医師の外来診療後に無料で行っています．予約制として，予約取得時に心理相談用の問診票（巻末資料2）を手渡し，記載していただいたものを当日持参してもらいます．

### 3. 心理検査

WISC-ⅣとK-ABCⅡを採用しています（症例編，症例15，16参照）．予約制で行っていますが，比較的簡便なWISC-Ⅳでも1.5時間程度かかります．K-ABCは3時間程度を要するので，2回に分けて実施しています．実施後に臨床心理士が報告書を作成します．結果の伝達に際しても，臨床心理士あるいは医師と保護者・本人との面談が必要となります．事例によっては，保護者の同意のもと，療育施設，学校教諭向けに報告書を作成し，医師による診断書として発行します．この資料は，学校などでの指導方法の具体的な提案につながります．

心理検査に保険点数は加算されますが（極複雑　450点），心理検査キットそのものは定価が20万円程度であり，採算性には厳しいものがあります❷．

発達障害診療の依頼は最近増加する一方であるにもかかわらず，現状の保険診療内での持続的運営は困難です．制度の補完を望む次第です．

---

❷
（価格は税込）WISC-Ⅳ〔診療報酬点数450点（根拠D283-3）〕：コンプリートセット135,000円/実施・採点マニュアル10,800円/理論・解釈マニュアル5,400円/補助マニュアル7,560円/記録用紙セット（20名分）ワークブック付16,200円/換算アシスタント37,800円

日本版K-ABCⅡ〔診療報酬点数450点（根拠D285-3）〕：基本セット199,800円

# 第3章 発達障害を理解するために

## 発達障害を理解するためのポイント

1. **人間の＜認知の多様性＞の理解から始める**
   ①発達障害にみられる症状は，正常で（私たち自身に）見られるもの．それが，Dimensional な診断の背景にある．そこから理解が始まる．
   ②神経科学，発達心理学の一般的な素養を得ること．
2. **具体的なイメージを持つ**
   そのためには，当事者の記録に触れること，一般向け書籍が有効．
3. **一人の患者さんと深く付き合う**
   ①信頼関係の構築できた患者さんから，経過・内面を詳細に聞き込む．
   ②患者さんの実際と医学的知識とを往還させて，知識を実際に使えるものとしていく．

## 専門外の医師が発達障害に取り組むには

筆者は発達障害を専門とするわけではありません．一般の小児科医として，この新しい課題への取り組み方を考え，数年前から実践してきました．自分の取り組み方をある程度一般化できると考えるので，ここで紹介します．具体的な参考文献は章末に記載します．

## ＜認知の多様性＞を理解し生物学的基盤を身に付けること

まず，人間の認知の多様性の偏移として，「発達障害」という疾患概念が成立していると考えます．診断基準が

dimensional であることがその証左です．つまり，ある程度誰にでもある症状が極端に偏って出現した場合に，疾患として成立すると考えます．

認知の多様性をとらえるためには，神経科学と発達心理学が基盤となります．もちろん，生物医学の基盤は必須です．まず，一般的な教科書から医学的知識を獲得します．他の医師，臨床心理士，看護師らと討議できるくらいになることが必要な知識量の目安です．また，神経科学 neuroscience（脳科学とも言います）の教科書で，認知の生物医学的基盤を学んでおきます．生物医学的基盤を有することで，疾患に対しての医学的対応が可能となります．この点が，医師が診療する場合の，心理職など他職種との相違と考えます．

## 疾患の具体的なイメージを持つこと

疾患を理解するためには，まず具体的イメージ，いわば実感を持つことが必要です．どのような課題も，理解するということはまず実感を持てることから始まるのではないでしょうか．実感を持って理解するためには，当事者による著作に触れることが有効です．特に芸術作品・漫画がよいと思います．当事者の作品（当事者自身によるものでも，当事者を題材にしたものでも）を通じて，疾患に対しての感覚を身につけます．これは知識ではありません．文学・芸術作品は面白いものを選びます．面白いものには必ず毒が伴います．毒があるからこそ面白いのです．例えば映画なら，ビートたけし❶やティムバートンは人気があります．そして，彼らの作品は❷衛生無害ではありません．

なお，ここで，「漫画」というのは，例えば疾患の知識を漫画で解説したものではありません．そうした出版物も見られますが，多くはやや複雑な事象を一見簡単に漫

❶『少年』（新潮文庫，1992）などを読み，ビートたけしさん自身の少年時代を推測すると，多動・衝動はかなりあったようだ．現在なら，すぐに方々からの「指導」が入りそうに思われる．彼自身は自分の特性を生かせる仕事を発見し，成功できた．これは1つの見本である．

❷ティムバートンの作品は彼の内面の投影だろう．ピーウィーの大冒険での主人公の部屋，シザーハンズの主人公など，監督自身の姿のようにも映る．それでも，監督自身は社会の中で特性を生かせたのだ．

画で表したものにすぎません．その場合，漫画本来の面白さは犠牲とされています．その種のものではなく，章末に紹介する沖田×華さんの作品などは面白いもので，大変参考になります．

## 一人の患者さんとご家族から深く学ぶ

　少数の患者さんと深く付き合うことで，疾患のイメージが肉付けされます．私はある患者さんとその保護者の方からかなり詳細に，深くお話を伺う機会を持ちました．

　患者さんは現在小学校低学年，男児です．前医でASDと診断されています．学習面・生活面で支援が必要な状況です．IQは正常下限．学校は普通学校，通常学級で支援員のサポートを受けています．

　母親は，彼が幼児のころから何かほかの子と違うと感じていました．乳児期には夜泣きが激しく，小さな音でも目が覚めて，大泣きして親も疲弊していました．母乳保育でしたが，母親は途中から混合栄養にしようと思いました．しかし彼は哺乳瓶からの哺乳を絶対にしませんでした．幼児期には四つ這いの期間は短く，座位から匍匐の姿勢に移ることが苦手でした．一人歩きは1歳7カ月とでしたが，スプーン把持が困難で，かなり年長になるまで手づかみで食事をしていました．今から考えると共同注視はできず，8歳となる今でもうまくできません．

　2歳ぐらいでは新しい服を着ることを極端に嫌がりました．慣れた服ばかりを着たがったそうです．こういう時の拒否はそれこそ命がけでした．また，外に出て公園に行こうとすると，誰かいると公園に入れません．誰もいないと入れます．2, 3歳になると並んでいる物の名前を順番に訊くようになりました．電車の名前を訊くはじから記憶したそうです．文字も読めないうちから電車の名前をすらすらと言えたそうです．歌や本は好きで言葉

でのコミュニケーションに支障はありませんでした．

　4歳直前で幼稚園に入園します．通えるようになるまでは大変だったそうです．最初の1年間は母子登園を続けていました．おもちゃで遊ぶ際にも，なんでもひたすら電車に見たてて並べるなど，そのおもちゃ本来の機能で遊ぶことはできませんでした．しかし，自由保育，小規模，縦割りのその幼稚園は彼にとって過ごしやすい環境でした．その後，ご家庭の事情で公立の幼稚園に転園せざるを得なくなります．そこは個別保育ではない普通の幼稚園です．スプーンが使えなければ，使えるように練習しなさいと指導されますが，できません．できなければ練習が足りないとされます．折り紙やコマ回し縄跳びなども，何もできません．ただ園に居るだけになり，表情も乏しくなります．通園するのは苦痛でしかありません．母親も，先生から，彼は友達と積極的に関わることがありません，などと指導されるばかりです．先生から家庭で練習させてくださいといわれ，母親は練習してできるようになるならこんな風にはなっていないとつぶやき，母子ともに憔悴して帰る日々でした．年中になると，手遊びや遊戯などの動作模倣はするようになってきました．年長の秋から絵を描くようになりました．卒園前，最後に書いた絵があります．あやとりが楽しかったという絵なのですが，頭が黒いのです．これは後ろ姿を描いたもの．彼の視点は，あやとりをする子の後ろにあるのです．そのような独特の視点に先生も気づいてコメントをしてくれたそうです．あまりなじめなかった幼稚園でしたが，そのことを通じ卒園前の最後の時期になって，母親は彼が先生に理解されたことを感じられたと言います．

　彼の集中力にはすごいものがあります．白川静氏の『漢字の世界』に興味を持ち，せがんで買ってもらいました．そして自作の漢字を作って漢字辞典（図1）にまと

第 3 章　発達障害を理解するために

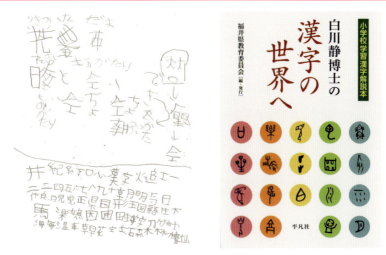

図1
オリジナルの「ぴろが島文字」．文字の成り立ちを描いている．右は白川博士の『漢字の世界へ』　小学1年の時のクリスマスプレゼント．保護者の許可を得て掲載

めました．家の中で人が二人話している漢字で，「物語」と読みます．天体に興味を持った時期には惑星の軌道に興味を持ち，長さ3mにも及ぶ紙に太陽系の絵（図2）を描きました．最初は何をやっているのかわからないのですが，両親が問いかけるとちゃんと説明してくれます．説明することで本人も充実感を得ることができます．

絵を通して友達とコミュニケーションもとれるようになりました．当初は人を描くと顔がありませんでした．自閉スペクトラム症の人は他者の顔を見ない傾向があります．相貌失認といって，人の顔を覚えられないケースもあります．髪型や装飾品などで記憶するのですが，それらは変化するものなので，誰だかわからなくなり，他人との関係に支障をきたします．極端な例では母親の顔が覚えられないということもあります．また，犬の顔が覚えられないなどの様々な例があります．むしろ，私た

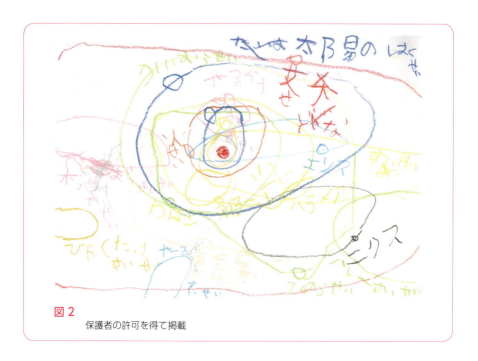

図2　保護者の許可を得て掲載

❸ 顔貌失認の問題．オリヴァー・サックス．妻を帽子と間違えた男．ハヤカワノンフィクション文庫；2009．

ちは何故人の顔がわかるのか，ということが研究課題です❸．

　鉄道の趣味や，絵を描く際の独特の視点など，彼の知的レベルは相当高いことが伺えます．そして彼は，問いかけられれば，その内面を言葉にして伝えることができます．母親は比較的客観的に彼の内面を私に伝えてくれました．そのことで，私は彼の世界に近づけました．そして，多動・常同運動を反復する子たちの内面では似たようなことが起きているのだと思い至りました．ただ，言葉でのコミュニケーションがとれないので他者には理解できないのです．

　さて，彼は小学校に入学します．授業中も自分の世界に入り，フラフラ立ち歩いてしまう．ADHDもあるので座っていられない．動いていないと落ち着かないのです．こういった症状には，神経科学的根拠もあります．

大人でも喋っていないと落ち着かない人はいます．そして小学1年生学期末に，黒板の文字の書き取りがうまくできない，鋏などを扱うことが苦手，と指摘を受け，国語・図工などの授業では支援員のサポートを受けるようになりました．支援員を付けるには診断書が必要です．そこで，ある専門病院に行ったところ，予約から診察・診断に至るまで4カ月以上の期間を要しました．そして，外来診療後ASDの診断がつき，それを告げられ診療は終わりました．この後どうすればよいのかわからないまま，母親には空虚な感覚が残りました．

彼には空想の友達がいます．困った時，退屈した時には，その空想の友達と話しをするのです．空想の友達との話に熱中すると声が大きくなり，身振り手振りも目立ってきます．ぶつぶつ独り言を言い，手足をむやみに振り回しています．その姿は傍から見ると異様です．しかし，ぶつぶつ言って動き回る児の内面では，空想の友達との活発な対話が行われているのです．私は，日ごろ診療で接するASDの方々の「症状」を，彼との面談以降そうした視点で見るようになりました❹．

その日学校で何があったのかを訊くと，彼は印象に残ったことを正確に伝えます．記憶は克明です．あたかもデジタルカメラのデータが保存されてそれを取り出すようです．発達障害の人に往々にして見られる能力で，認知の特性といえます．サヴァン症候群❺と近似しています．知人の医師から聞いたのですが，あるASDの方は睡眠障害があり夜間配送の仕事をしているのですが，二次元バーコードを肉眼で読めるそうです．驚異的な認知能力に関する例の記載は他にもみられます❻．

## 文学と発達障害

続いて，文学の力を考えたいと思います．

---

❹ 渡辺昭彦先生（児童精神科医，川村学園女子大学教授）は，最近，知的障害児の内面に関心を持たれていると聞く．内面の理解という点で，これまでの医療者には思いもつかない発想である．疾患のみならず人間の認知への理解に深く入り込む姿勢を感じる．

❺『キャッチャー イン ザ ライ』での記述（J.D.サリンジャー（著），野崎孝（翻訳）．ライ麦畑でつかまえて．白水社，1984．）

❻ 素数を扱う数学者の例（トマス・ピンチョン．逆光．新潮社，2010．）数字の並び方が推測できる例（ラマチャンドランほか．脳の中の幽霊．新潮文庫，2011．）

しばしば「発達障害を理解する」必要があると言われます．では，誰が理解するのでしょうか．それは周囲の子ども自身であるべきだという考え方があります．

『ぼく，カギをのんじゃった！』という小説がアメリカで 2000 年に発売されました（章末文献参照）．

主人公の少年は，多動・衝動を抑えきれない ADHD です．シングルマザーの家庭で，いつも家の鍵を持って学校に来ます．彼は鍵を首からぶら下げています．なくさないように紐をつけてぶら下げているのですが，友達の前でそのカギを飲み込んで見せます．ひもがついていますから，今度はひもを引っ張って，飲み込んだ鍵を取り出して見せます．大いに受けるのでいつもそれをやって見せています．ある時，鍵を飲み込んだ後に，間違って紐を切ってしまいました．鍵を取り出せません．彼はどうなったか……ここから先は同書をお読みください．彼の中ではコーラが泡立つように，衝動が湧き上がってきます．それは彼自身では抑えきれません．そして，大きな失敗をするたびに激しく落ち込んでしまいます．

この本は全米の小学校学校図書館に置かれ，子どもたちが読めるように配慮されています．つまり，子どもたち自身が発達障害の子どもを理解するために，図書館に置かれているのです．

## 発達障害をどうとらえるか

発達障害にみられる症状は，誰にでもある認知の多様性を極端にさせたものです．それだけに，その症状が軽症であると，「なぜこんなことができないのだ」「努力が足りない」「気を付けようという気持ちがない」と思われがちです．医療の視点から見て，とくにそうした症状を「障害」「疾患」と捉えれば，そのような発想は取り得ません．生物医学的根拠をその症状の成り立ちに求めるで

しょう．そのうえで，治療を組み立てます．

こうした発想，すなわちその「症状」はその人自身の責任ではなく，いわばその人の外からやってくるものであるという発想，これはどこから来たのでしょうか．ある人が「疾患」を有しているとき，なぜその人間に，その症状が出たのか．これに対して，「その人間が何か悪いことをした」「注意が足りなかった」などその人自身の責任に帰結する考え方があります．しかし，はたしてそのようにして事態は解決するのでしょうか．

疾患について，なぜそのようになったのかを理解するのに，人類史上では古くから「その当事者の責任」とされてきました．当事者でなければ，その病人の先祖の行いが悪かったためとされます．これを「因果応報論」と言います．新約聖書に，てんかん発作を呈している人が現れます．周囲の人々は本人かその先祖の悪行の報いであると言っています．そこにイエスが現れ，その「症状」は本人やその先祖の悪行の報いではないと明言します．「神のみわざがこの人に顕れたのだ」とイエスは言います．因果応報論を超えたのです．新約聖書の中では，因果応報論的人生観を成り立たせている二分法的価値観そのものを退け，応報思想を逆転させています❼．「現在の苦しみは神の業である」（ヨハネ 9-3）に因果応報論の超克が現れます．聖書は旧約聖書と新約聖書によって構成されていますが，旧約聖書の背景には聖書編集前 3000 年くらいの，ユダヤ教誕生以前のゾロアスター教などの古文書の蓄積があります．聖書以前には，病気を患者あるいはその先祖の所業の結果と考える因果応報論が綿々と続いていました．新約聖書のこれらの場面で，「神の業」として因果応報論を超えたのです．これは例えばある疾患が，その個人の日ごろの行い，親の育て方に原因があるのではなく，「生化学的変化」（病因）によるとする論理と相同です．医学的・科学的思考の枠組みといえます．

❼ 月本昭男．この世界の成り立ちについて．ぷねうま舎；2014．

原因と結果を対応させたがり，誰かを，何かを悪者にして納得したがるのは人間の認識の限界とも言えます．❽ 人類は新約聖書で初めてその発想を超えました．科学的な視点の原点を見ることができます．現代における発達障害も，この文脈で捉えねばなりません．

❽ アレキシル・カレル．人間この未知なるもの．三笠書房；1992．

## 文 献

◎一般向け書籍
**神経科学（神経内科）一般として**
V・S・ラマチャンドランほか．脳の中の幽霊．角川文庫；2011．
V・S・ラマチャンドラン．脳の中の幽霊，ふたたび．角川文庫；2011．
V・S・ラマチャンドラン．脳の中の天使．角川書店；2013．
オリヴァー・サックス．妻を帽子と間違えた男．ハヤカワノンフィクション文庫；2009．

**新書**
星野仁彦．発達障害に気づかない大人たち．祥伝社新書；2010．
星野仁彦．発達障害に気づかない大人たち＜職場編＞．祥伝社新書；2011．
平岩幹夫．自閉症スペクトラム障害──療育と対応を考える．岩波新書；2012．
小西行郎．発達障害の子どもを理解する．集英社新書；2011．
鈴木直光．発達障がいに困っている人びと．幻冬舎ルネッサンス新書；2014．
綾屋紗月ほか．つながりの作法──同じでもなく　違うでもなく．生活人新書；2010．

**文学作品による理解**
ジャック・ギャントス/著，前沢明枝/訳．ぼく，カギをのんじゃった！．徳間書店；2007．
　　同・原著　Joey Pigza Swallowed The Key, By Jack Gantos（HarperCollins, 2000）

**当事者からの報告**
綾屋紗月ほか．発達障害当事者研究──ゆっくりていねいにつながりたい．医学書院；2008．
沖田×華．毎日やらかしてます．アスペルガーで，漫画家で．ぶんか社；2012．
平岡禎之．うちの火星人．光文社；2014．

**発達心理学**
森口佑介．おさなごころを科学する．新曜社；2014．

◎医師向け　神経科学の教科書
金澤一郎,監修．カンデル神経科学．メディカルサイエンスインターナショナル；2014．

◎その他
スーザン・ソンタグ．隠喩としての病い．みすず書房；2012．

# 第4章 システム神経科学からみた発達障害
― 自閉スペクトラム症における時空間処理と感覚統合

## システム神経科学と発達障害

　システム神経科学とは，システムのレベルで脳機能を研究する神経科学の分野です．最近の画像診断を初めとする検査方法の進歩により，この分野は急速に進んでいます．システム神経科学の方法によって，脳機能の解明と新たなリハビリテーションへの開発が期待されています．本章では，神作憲司氏（国立障害者リハビリテーションセンター研究所　脳機能系障害研究部　脳神経科学研究室）らによるシステム神経科学による発達障害の神経機能の解析を紹介します．この研究により発達障害の神経科学的機序が明らかとされ，診断方法とリハビリテーションへの可能性が生まれます．ここでは脳内情報処理を感覚統合と時空間処理に関して考察します．鍵となる概念は；「感覚統合」「時間順序判断」「時空間処理」さらに「腕交差」「開眼・閉眼」「Crossed hands illusion」です．ヒトは時間と空間の認識を脳内でどのように処理しているのでしょう．この時空間処理を解析する方法として時間順序判断課題があります．また，時空間処理には触覚入力と視覚入力の感覚統合が関連します．これらを心理物理実験によって解明していきます．

## 時間順序判断課題とは

　まず，「時間順序判断課題」という実験があります（図1）．左右の手を交差させないで左右の手に時間差をつけて刺激します．そしてどちらの手が先に（もしくは後に）刺激されたか，被験者の判断を見てみます．通常の状態であれば正確に判断できます．そこで，「腕交差」，つま

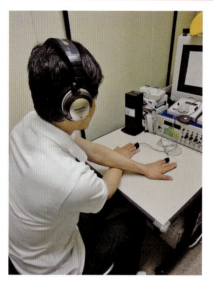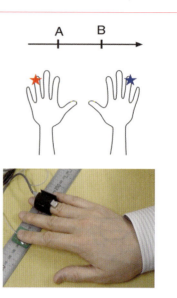

図1　時間順序判断課題

り腕を交差させて左右の手に時間差をつけて刺激します．この時同様にどちらの手が先に（もしくは後に）刺激されたかを見てみます．すると，刺激の時間差がおよそ300 ms以下の際に被験者の判断は逆転しています．つまり，交差させた腕の刺激の認識が左右逆転しているのです．左手を刺激しても，交差させて左手が右側にある場合，右手を刺激されたと判断しているのです．これをCrossed hands illusionと言います（図2; Yamamotoら，2001）．この触覚入力によるCrossed hands illusionには，視覚入力の影響があることがわかっています．視覚入力を経験していない先天盲者ではCrossed hands illusionが生じず，腕を交差させても左右の刺激を比較的正確に判断できます（Röderら，2004）．このことから，脳は時間順序判断を時空間統合・感覚統合の後に行っているとわかります．

第4章 システム神経科学からみた発達障害

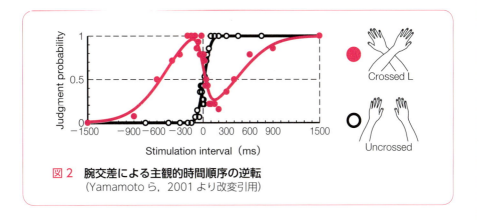

**図2** 腕交差による主観的時間順序の逆転
（Yamamotoら, 2001より改変引用）

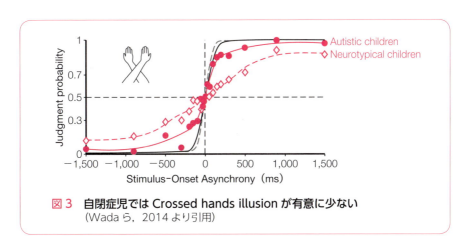

**図3** 自閉症児ではCrossed hands illusionが有意に少ない
（Wadaら, 2014より引用）

　では，自閉スペクトラム症患者さんではこの時間順序判断はどのようになされるのでしょうか．彼らではこのCrossed hands illusionは有意に少ないことが観察されます（図3; Wadaら, 2014）．自閉スペクトラム症患者さんでは，腕を交差させても左右の刺激を比較的正確に判断できるのです．このことから，自閉スペクトラム症においては，空間的視点（External Reference Frame）より体部位依存的視点（Somatotopic Reference Frame）が優先す

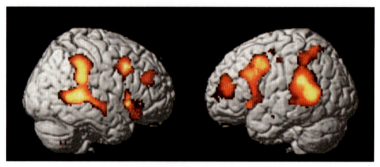

図4 時間順序判断に関与する脳領域 (Takahashiら, 2013より引用)

ると考えられます．Crossed hands illusion は生後5歳位までに獲得されます（Pagelら, 2009）．Crossed hands illusion には，触覚入力と視覚入力の感覚統合が関与すると考えられ，自閉スペクトラム症では，この感覚統合に問題が生じている可能性があります．

## 時空間処理に関係する脳の活動

　この時空間処理に関係する脳の部位を調べてみます．定型発達者で時間順序判断時にfMRIをみると，後部頭頂皮質と上側頭回後部周辺が活動していることがわかります（図4; Takahashiら, 2013）．また，腕を交差させただけでも，左の後部頭頂皮質が活動することがわかりました（図5; Wadaら, 2012）．また，後部頭頂皮質のなかで頭頂間溝の活動が大きいほどCrossed hands illusionが生じやすいこともわかっており，これらの部位が時空間統合に関与していると考えられます．一方自閉スペクトラム症患者さんでは定型発達者でみられる腕交差時の時間順序判断の逆転が減少します．このことから，自閉スペクトラム症における時空間処理と感覚統合の特異性が明らかとされます．

第4章 システム神経科学からみた発達障害

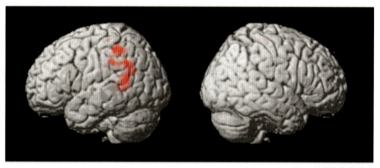

図5 腕交差時に見られる左後部頭頂皮質の活動
（Wada ら，2012 より引用）

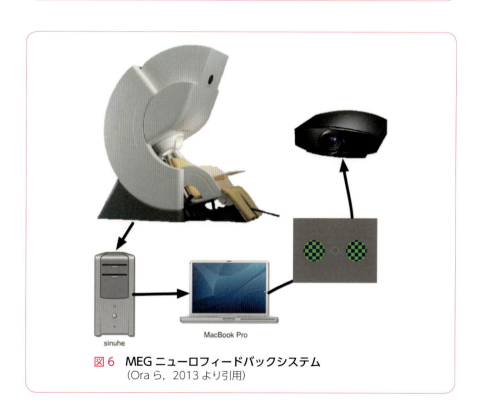

図6 MEG ニューロフィードバックシステム
（Ora ら，2013 より引用）

## 認知リハビリテーションの方法開発へ

こうした研究の蓄積から，神作氏らは認知リハビリテーションの方法開発へと進んでいます．リアルタイムMEGシステムの開発により，特定の脳機能に着目したニューロフィードバックが可能となります（**図6**; Oraら，2013）．これが，自閉スペクトラム症での脳機能の科学的なトレーニングにつながると期待されます．

### 文献

Yamamoto S, Kitazawa S. Reversal of subjective temporal order due to arm crossing. Nat Neurosci 4, 759-765（2001）．

Röder B, Rösler F, Spence C. Early Vision Impairs Tactile Perception in the Blind. Curr Biol 14, 121-124（2004）．

Wada M, Suzuki M, Takaki A, Miyao M, Spence C, Kansaku K. Spatio-temporal processing of tactile stimuli in autistic children. Sci Rep 4, 5985（2014）．

Pagel B, Heed T, Röder B. Change of reference frame for tactile localization during child development. Dev Sci 12, 929-937（2009）．

Takahashi T, Kansaku K, Wada M, Shibuya S, Kitazawa S. Neural Correlates of Tactile Temporal-Order Judgment in Humans: an fMRI Study. Cereb Cortex 23（8），1952-1964（2013）．

Wada M, Takano K, Ikegami S, Ora H, Spence C, Kansaku K. Spatio-temporal updating in the left posterior parietal cortex. PLoS One 7, e39800（2012）．

Ora H, Takano K, Kawase T, Iwaki S, Parkkonen L, Kansaku K. Implementation of a beam forming technique in real-time magnetoencephalography. J Integr Neurosci 12, 331-341（2013）．

### 参考図書

Kansaku K, Cohen LG, *Editors*.
Systems Neuroscience and Rehabilitation. Springer 2011

Kansaku K, Cohen LG, Birbaumer N, *Editors*.
Clinical Systems Neuroscience. Springer 2015

# 第5章 学校教育の現場について

## 教育現場との連携の必要性

　発達障害診療において，教育現場との連携は欠かせません．学校と緊密に連携して診療を行えることは，プライマリケアが二次病院と比較して優れている点の1つでもあります．しかし，連携の前提として「医療と教育は交わらない」ということを理解しておく必要があります．本章では，それを理解するために学校教育の現場について紹介してみたいと思います．

　またいま，教育現場では，ユニバーサルデザイン，インクルーシブ授業といった取り組みが行われていますので，これについても説明します．

　忘れてはいけないのは，学校の先生も大変だ，ということです．「医療と教育は交わらない」ことを前提に，お互いに専門職として敬意を払って役割分担を明確にすることが，円滑な連携の前提です．

## 医療と教育は交わらない

　児の相談に乗り，学校現場の話を聞くと，学校の在り方への疑問がふつふつとわいてきます．そして，学校の先生方と話をする機会を持っても，問題意識の共有のしがたさを常に感じます．しかし，児にとっても私たちにとっても学校・教育現場との付き合いは避けられません．そもそも，医療と学校現場とはわかり合えないものです．必ず衝突します．ここでは，そのことを前提に連携方法を検討します．

## 個人情報に関する考え方の違い

　こんなエピソードがあります．ある白血病を患った子どもがいました．幸いその子の病気は寛解し，学校に戻ることができるようになりました．それにあたって主治医は，保護者と学校の先生が同席する場で，子どもの病気やそれに伴う注意点について説明をしました．そして子どもを学校へ送りだしました．通常，医療者は疾患という個人情報について他人に話すことはしません．その前提を踏まえた上で，主治医は，学校の先生には子どもの病気について理解しておいてもらう必要があると考えてそのような説明をしたのでした．ところが，その先生は学校に帰ると，「○○さんは白血病でしたが，学校に戻ることができました」と全校生徒に校内放送を通じて告げたのです．このような例は全国でしばしば耳にしますが，医療と教育の完全なすれ違い，文化の違いと言うよりほかないように思われます．この先生にしても個人情報を漏らす，といった意識は全くなく，非常に大切なことなので他の子どもたちにも知らせようとしただけなのでしょう．しかし，医療側，そして患者さん個人にとっては，個人情報を公開されてしまったことにほかなりません．白血病であるということが他の子どもたちや父兄にどのように解釈されるかはわかりませんし，基本的に自分の抱える疾患は他人に話すものではありません．学校の先生にとっての個人情報とは，例えば子どもたちの成績がそれにあたるのでしょうが，その個人情報に関する意識が根本的に異なっているのです．

## 医療の目的と教育の目的の違い

　また医療者は医療の対象とする人，その個人のことを考えます．ですから，例えば子どもの具合が学校に行く

ことで悪くなるならば，学校に行かなくても構わないわけです．極端に言えば学校を卒業しなくても，心身共に健康で自活することができればよいのです．しかし，学校の先生はこのようには考えないでしょう．学校の先生にとっては学校に通うこと自体が一義的に重要なことですから，無理をしてでもとにかく登校するように指導します．私たちは，登校できないならば，なぜ登校できないのか，その原因を検討した上で対応することが理にかなうと考えますが，学校の先生は登校すること自体を目的としてしまい，登校できない理由に関する考察は欠落しているように思えます．ですから，例えば不登校のお子さんが問題となった時にも，学校と医療の考えが交わることはありません．学校制度の中で仕事をすることの限界といえますが，それが児と家族にとって最適とは限りません．

　また，いじめもしばしば問題となるのですが，私たちはいじめの被害が発生した際には，とにかくその場所を離れさせることを考えますし，圧倒的に悪いのは加害者であると考えます．しかし，学校にはいじめを容認しているような印象すらあります．学校の先生は学級運営を熱心に行っていても，子どもたちについてわからない面があり，いじめを防ぐことは不可能なのではないでしょうか．にもかかわらず，いじめで学校に来られなくなった子どもに対しても登校を勧奨します．私たちから見れば，学校に行けなくて困ることは，勉強が遅れることだけです．無理に登校させるのではなく，個人授業など，むしろ個別学習をサポートする体制を取るべきだと思われます．いじめ問題も，結局はいじめた側が学校に残り，いじめられた側が学校を去る，という構造になってしまっています．強い違和感を禁じえません．

　発達障害に関しても，学校の担任の先生が変わると子どもの状態が悪くなってしまうことがあります．もちろ

ん逆に，担任が発達障害に対して理解がある受容的な先生に変わることで，子どもが生き生きとしてくることもあります．このように子どもにとって学校はいわば彼らにとっての社会です．医療側からしても，学校で子どもがどのような生活を送っているか，学校がどのような対応をしているかは関心があるところです．しかし，教育現場と医療現場が意思疎通するにはしばしば困難が伴います．話がかみ合わないといった経験をすることが非常に多くあります．それが多くの医師の実感であると思われますし，また学校の側からすれば，医療に対して，敷居が高いという印象を持っていらっしゃるのではないでしょうか．

## 教育現場では何をしているのか

しかし，先生の立場に立ってみれば，お一人で30人ほどの子どもたちを相手に学級運営をしなければいけないわけです．様々な子どもたちを一つの方向に向かせて授業を行わなければならないのですから，これは大変なことです．現代の子どもたちの識字率の高さや，一定の学力が維持されていることは現行の学校教育によるものです．また，モンスターペアレントという言葉に象徴されるように，親が学校の先生の言うことを聞かない，学校の先生を尊敬しない，という風潮が明らかになって久しい現代において，学級運営はますます難しくなります．この点は，モンスターペイシェントが跋扈する医療現場も同じ問題を抱えていると言えます．医療者としても学校の先生を批判するばかりではなく，その大変さを理解しつつ建設的な関係を築くことを目指さしたいと思います．

現在の日本の学校では一律に，大人数で授業をします．江戸時代の寺子屋は個別教育だったそうです．めい

めい勝手に，進路に合わせて授業を受けていました．明治時代に入ってから一斉授業になりました．大人数授業に教育的有効性があるのか，現状では筆者は疑問です．それはともかく，学校の先生にとっては学級運営が大切です．いかに子どもたちに一律に教育を施すかが目標になっています．発達障害が問題となる以前から，「学級崩壊」が大きな課題となっていました．授業中の立ち歩き，私語，一律授業への妨害行為です．このことの背景に「発達障害」があるとするのか，さらに大きな社会的背景を考えるのかはわかりません．しかし，学校での授業の在り方が大きな岐路に立っていることは否めないでしょう．そうした中で，発達障害の児に対して，ユニバーサルデザインやインクルーシブ授業という試みが進んできました．発達障害のある子どもも，そうでない子どもと共に教育が受けられるような工夫が行われるようになってきました．障害の有無にかかわらず，教育的効果がみられたという報告もあります．

## 大原小学校の取り組み

　千葉県のいすみ市立大原小学校では，文部科学省指定研究として，発達障害の可能性のある児童生徒に対する早期支援・教職員の専門性向上事業（発達障害理解推進拠点事業）が進められました（2013〜2014）．筆者もその検討会議（燦々会議）に加わっていましたが，これは全国的に見ても先駆的な取り組みです．この検討会議は同小の校長先生をはじめとした学校の先生方を中心に，筆者，地区保健所長（医師），療育の専門家，そして福祉の専門家である大学教授などによって構成されています．先日（2014年11月21日）は保護者や一般の方も出席可能なセミナーが開催され，「インクルーシブ教育システム」をテーマに講演も行われました．この事業は，小学

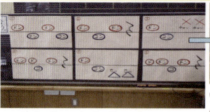
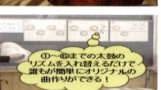

図1 インクルーシブ授業の例1

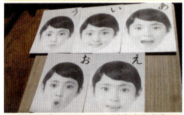
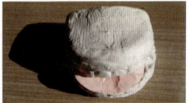

図2 インクルーシブ授業の例2

校というまさに教育の現場における取り組みであること，そして医療者なども取り込んだ領域横断的なものであることが特徴です．

　大原小学校では，ユニバーサルデザインとインクルーシブ授業が取り入れられています．インクルーシブ授業（図1〜3）によって発達障害の子どもにわかりやすい授業を行ったところ，クラス全体の学力が底上げされたと

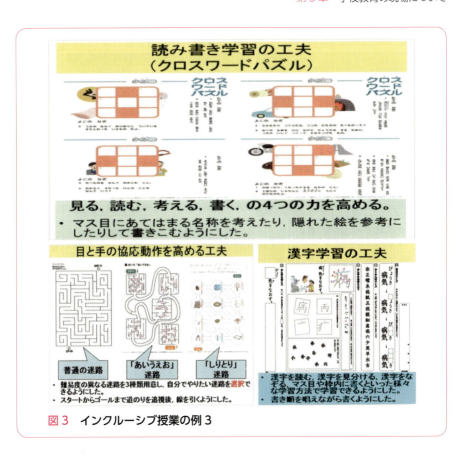

図3 インクルーシブ授業の例3

いう報告もあります．これらが現状における教育側の大きな取り組みです．ただ，このような授業は手間もお金もかかります．限られた資源の中で，どこまでこのような取り組みが行えるのかという問題は残されています．

## 学校の先生と患者さんの個人情報について話すときに注意すべきこと

学校の先生と話す時は，患者さんの同意を得た上で外来に学校の先生に来ていただき，先生と患者さん，そし

て担当医師の3者で話すことが，個人情報を扱う上で重要な原則です．しかし上記の白血病の患者さんの例もあります．医師からは患者さんの個人情報を保護するための具体的な指示が必要です．

## 学校の先生と連携するには

　通常，異職種との連携というと，挨拶をしてカンファレンスを行い，言いたいことを述べあう，ということになりがちです．しかし，顔見知りになるとか単に会話する機会を持つということだけでは時間の無駄です．領域と文化が異なる職種間では，そんなことをしてもわかりあうことは不可能です．わかりあうことを目的とするのではなく，むしろ，お互いにその違いを認識することが重要でしょう．

　ある子どもの事例についてカンファレンスを行うなら，まずそれぞれの職種の役割を明確にすることが重要だと考えます．例えば不登校の子どもがいたとします．その原因として，発達障害・特異的学習障害があり授業について行けないこと，対人コミュニケーションに難があって友達との関係を上手く築けないということがあったとします．医療側としては，その子の発達について評価をし，読むのは苦手だけれど書くことはできる，図形は得意だけれども数字は不得手だ，といった具体的な情報を学校側に伝えることが役割となります．また，多動や衝動が対人コミュニケーションの障害となっているとすれば，投薬という選択肢を提示することも医療の役割です．一方の学校側は，それらの情報を元に，その子どもにどのような授業を行うかを検討し，場合によっては特別支援学級の利用を勧めることなどがその役割です．さらに，学校に行けない場合，医療にかからなければいけない場合に支援を行うのが福祉・行政の役割でしょ

う．このように，具体的な事例を通じて，お互いの役割を明確にすることが連携です．カンファレンスを行う場合にも，皆さんが思いのたけを語り合うのではなく，終了時間と到達目標を明確にして，役割分担を意識した内容にすることが肝心です．

　筆者は，会議が紛糾したときには，聖徳太子の十七条の憲法の第十条「ともにこれ凡夫のみ」を思い出すことにしています．

> 忿を絶ち瞋を棄て，人の違うを怒らざれ，人みな心あり，心おのおの執るところあり．彼是とすれば則ちわれは非とす．われ是とすれば則ち彼は非とす．われ必ず聖なるにあらず．彼必ず愚なるにあらず．共にこれ凡夫のみ．是非の理なんぞよく定むべき．相共に賢愚なること鐶の端なきがごとし．ここをもって，かの人瞋ると雖も，かえってわが失を恐れよ．われ独り得たりと雖も，衆に従いて同じく挙え．

## カンファレンスの具体例

　カンファレンスについて具体的なイメージを持っていただくために，実際の例を1つ紹介します．不登校が問題となった小学2年生のケースです．成績不良，発達に問題があり，家庭内暴力などの問題もある例でした．コーディネーターは地域の保健師さんでした．保健師，学校の先生，心理士，看護師，医師が出席して1時間ほどのカンファレンスが行われました．

保健師からの報告
・家庭の問題点（母子家庭である，DVがある，経済的な問題があるなど）
・保健師が適宜訪問しており，可能な支援があればそれ

を提供していること　など.
学校側からの報告
・不登校になってからは先生が自宅に出向いて勉強をみていること
・学校に戻った時には支援員を付けていること　など.
医療側からの報告
・発達のアンバランスに関する評価
・治療の可能な点は治療し，それ以外は教育と福祉に委ねること　など.

　これらの報告を踏まえて，学校における具体的な対策の内容などが話し合われました.
　このケースのように，連携のきっかけとなるのは多くの場合，熱心な保健師さんです．親御さんもどこに相談したらよいかわからないですし，医療機関にとってもそこまで対応をすることは困難なので，いきおい，家庭訪問が職分となっている地域の保健師さんがきっかけを作り，コーディネートするケースが多くなります．また，当院のある千葉県には，各地域に「中核支援生活センター」という福祉サービスのコーディネート施設が存在しており，この施設がコーディネートの役割を果たすこともあります．このようなことからも地域のプライマリケア医こそがキーステーションとなり得ると言えるでしょう．

## 子どもにとって学校とは何か

　発達障害の子どもも，学校の環境が変わるだけで状態が良くなったり悪くなったりします．いかに周囲に受け入れられるかということが重要で，多少，他の子どもと違っていても，面白いやつだ，と受け止められれば本人も楽しく過ごすことができます．「変わっているけど面

白い」と言われることが目標です．変なやつだ，といじめにあってしまえば，当然学校にも行きたくなくなります．これはなにも発達障害の有無に関わらないことですが，周りから受け入れられればのびやかに過ごすことができますし，仲間はずれになってしまえば居場所がなくなってしまいます．いかに子どもの社会の中で受け入れられるようになるかということが重要なわけです．その点にどれだけ大人が関与できるかということについてはまた疑問もあります．

　また，学校の先生には慎重な配慮が求められます．ある女の子がいました．周囲となじみ辛いタイプの子で，あまり親しい友達もいませんでした．通常，給食は食べる席が決まっているのですが，あるとき，好きな人同士が組みになって食べるように，と先生が指示しました．クラスの人数は奇数でした．その子は独りポツンと給食の時間を過ごすという結果になりました．また，課外授業の際にも，好きな人でグループを組みなさいという指示がありました．やはりその子は独りになってしまいました．やがてその子は学校に来られなくなってしまいました．好きな子同士で集まりなさい，という指示は，仲間外れを生み出します．いじめをするのに，最も効果のあるものは仲間外れ・無視です．大人の世界でも同様ですが，社会性・他者との交流を破壊する行為は被害者に大きなダメージを与えます．

## 学校と様々な発達障害

　なお最近では，学校の先生から，授業中暴れて手がつけられないので受診するようにと勧められて私のクリニックを訪れる患者さんも増えています．ケースによっては，その程度の問題を学校側で処置できないのだろうか，と思わないこともありませんが，そのような先生の

決断に思いを巡らせることも必要です．先生にとっても，児童の保護者に病院を受診するようにと勧めるということはかなりの高いハードルをこえての行動に違いありません．その背後にある学校の先生の覚悟に私たちは思いをはせる必要があるでしょう．

また，学校では多動・衝動タイプの子どもは目立ちますが，不注意型でボーっとしている子どもは目立ちません．さらに特異的学習障害のために勉強ができない子どもも，単に勉強ができないと解釈されることが多いので目立ちません．医療において問題となる特異的学習障害としては，例えばディスレキシア（識字障害）があります．村上春樹『1Q84』にも，ディスレキシアであるにもかかわらず，平家物語などの長い作品を丸暗記してしまう（サヴァン症候群）❶少女が登場します．これはアルファベット圏では比較的前から問題とされており，ディスレキシアの人向けの教育ツールも用意されています．ディスレキシアはわが国にも存在するのですが，あまり認識されておらず，まだ多くの場合，単に勉強が出来ない子どもとされ，発見されていないと考えられます．特異的学習障害という言葉は，医学的にはこのように認知の特性として捉えられていますが，学校における学習障害は単に勉強ができないことを指すものでニュアンスが異なります．しかしそもそも，勉強ができる，できないとは何なのかと考えると，明快でない面があります❷．

## 具体的な役割分担を明確にすること

このように，医療，教育，福祉といった領域は重なり合う部分があります．具体的な役割を明確にして討議することが，実際的な連携につながると考えます．

---

❶ サヴァン症候群は，1955年刊行のサリンジャー"Franny and Zooey"に登場している．すでにサヴァンという言葉が，当時のサリンジャー氏の念頭にあったのだ．（サリンジャー著，村上春樹訳．フラニーとズーイ．新潮文庫；2014.）

❷ IQとは何か，知能とは何かを考える際の文献として，植島啓司．「頭がよい」って何だろう．集英社新書；2003.

## 学校からの情報提供

　また，外来診療の際，保護者の同意の下で学校の担任教諭や養護教諭からその児の様子を記載して持参してもらう場合もあります．筆者はある程度の信頼関係ができてきたところで，学校での様子を教えてもらうようお願いすることもあります．家庭での様子と学校での様子，保護者からの情報と学校教諭からの情報がいくらか異なる場合もあります．発達障害の症状は環境要因で影響されることを考えると，異なる環境での様子を確認することは有効です．

# 第6章 薬物療法の実際

【発達障害の治療に用いる薬物の一覧】

## ADHD 治療薬

◎ストラテラ®

【一般名】アトモキセチン

【剤形】カプセル：5 mg，10 mg，25 mg，40 mg
　　　　内服液：0.4%

【薬理作用など】非中枢神経刺激薬で，ノルアドレナリンの再取り込みを阻害することで効果を発揮するとされています．ADHD の中核症状である不注意・多動性・衝動性を改善する効果が期待されます．流通管理や医師の登録の必要はありません．

【用法・用量】通常，18 歳未満の患者には，アトモキセチンとして 1 日 0.5 mg/kg より開始し，その後 1 日 0.8 mg/kg とし，さらに 1 日 1.2 mg/kg まで増量した後，1 日 1.2〜1.8 mg/kg で維持します．

【禁忌】本剤の成分に対する過敏症の既往歴，MAO 阻害剤を投与中，重篤な心血管障害，褐色細胞腫，閉塞隅角緑内障　など

【副反応】悪心，食欲減退，傾眠，口渇，頭痛　など

【処方の実際と処方のポイント】1〜2 週ごとの増量．維持量上限まで．食思不振の確認として，月 1 回　脱衣で体重測定．食思不振への対応は六君子湯併用が有効．筆者はこれまで食思低下により投与中止までに至った例はごくわずかしか経験していません．

◎コンサータ®

【一般名】メチルフェニデート

【剤形】錠剤：18 mg，27 mg，36 mg

【薬理作用など】ドーパミントランスポーター，ノルアド

レナリントランスポーターに結合し，神経伝達物質の再取り込みを抑制して神経間の機能を亢進するとされています．中枢神経刺激薬に分類されますが，徐放剤であることと相まって，依存・乱用のリスクは低いとされています．ADHDの中核症状である，不注意・多動性・衝動性を改善する効果が期待されます．適正流通管理が義務付けられており，登録された医師のみ処方が可能です．

【用法・用量】18歳未満の患者にはメチルフェニデート塩酸塩として18 mgを初回用量，18〜45 mgを維持用量として，1日1回朝経口投与します．

【禁忌】過度の不安・緊張・興奮性，緑内障，甲状腺機能亢進，不整頻拍・狭心症，本剤の成分に対する過敏症の既往歴，運動性チック・Tourette症候群，重症うつ病，褐色細胞腫，MAO阻害剤を投与中　など

【副反応】食欲減退，不眠，体重減少，チック，睡眠障害，頭痛，腹痛，悪心　など

【処方の実際と処方のポイント】上限1 mg/kg/日まで投与目標とします．食思不振に対して月1回　脱衣で体重測定．食思不振への対応は前述．また，チックの増悪などがありえますが，こうした場合は投与の利益と不利益を勘案します．

## 合併疾患に対する治療薬

### ①睡眠障害

＊投薬の適応があるかどうかについては，慎重な判断を要します．日本では不眠治療薬の過剰処方が問題となっています．しかし，発達障害の患者さんは睡眠障害がかなり難治である場合もあり，治療適応となる場合は多いと考えます❶．

＊ベンゾジアゼピン系は原則として使用しません．

❶ 小児適応はないものがほとんどなので，注意が必要．

◎マイスリー®

【一般名】ゾルピデム

【剤形】錠剤：5 mg，10 mg

【薬理作用など】ベンゾジアゼピン受容体のサブタイプ$\omega_1$受容体に親和性を持つ超短時間作用型の非ベンゾジアゼピン系睡眠薬です．長時間作用型のベンゾジアゼピン系睡眠薬と比べて筋弛緩作用が弱く，比較的副作用も少ないものです．

【用法・用量】通常，成人にはゾルピデム酒石酸塩として1回5〜10 mgを就寝直前に経口投与する．

【禁忌】本剤の成分に対する過敏症の既往歴，重篤な肝障害，重症筋無力症，急性隅角緑内障

【副反応】ふらつき，眠気，頭痛，倦怠感，残眠感，悪心など

【処方の実際と処方のポイント】超短時間作用型の薬剤であり，寝つきが悪い場合に有効です．依存性もなく，不眠治療を要する場合は使用しやすいと思います．

◎ロゼレム®

【一般名】ラメルテオン

【剤形】錠剤：8 mg

【薬理作用など】メラトニンの1型・2型受容体に対して選択的に作用します．非ベンゾジアゼピン系の睡眠薬で，依存も生じないとされています．

【用法・用量】通常，成人にはラメルテオンとして1回8 mgを就寝前に経口投与する．

【禁忌】本剤の成分に対する過敏症の既往歴，高度な肝機能障害，フルボキサミンマレイン酸塩を投与中の患者

【副反応】傾眠，頭痛，倦怠感，浮動性めまい　など

【処方の実際と処方のポイント】日内リズムの修正には適していると思います．実際にASDの患者さんでは，睡眠リズムの乱れが多くみられます．

◎ベルソムラ®

【一般名】スボレキサント

【剤形】錠剤：15 mg，20 mg

【薬理作用など】2014年に販売が開始された新薬です．覚醒を促進する神経ペプチドであるオレキシン受容体への結合を阻害することにより，睡眠を誘発するとされています．

【用法・用量】通常，成人にはスボレキサントとして1日1回20 mgを就寝直前に経口投与する．

【禁忌】本剤の成分に対する過敏症の既往歴，CYP3Aを強く阻害する薬剤を投与中

【副反応】傾眠，頭痛，疲労　など

【処方の実際と処方のポイント】これまでとは作用機序の異なる薬剤です．依存性もなく，他の薬剤で不応の際には適応となると思います．筆者も他薬剤での難治例における有効例を経験しています．

②苛立ち・不安

＊苛立ちはよく見られる症状ですが，ひどくなると家庭内など人間関係の崩壊につながります．なぜ，苛立ちが生じるのでしょうか．1つは，不安が基礎にある場合です．新しい環境，慣れない人間関係などへの不安が苛立ちの原因となります．もう1つは，意思疎通の困難に起因する場合です．自分の思いが通じない，思うことを言葉で表せないことが苛立ちにつながります．

◎エビリファイ®

【一般名】アリピプラゾール

【剤形】錠剤：3 mg，6 mg，12 mg

【薬理作用など】ドーパミンD2, D3受容体パーシャルアゴニスト作用を有するのが特徴です．ドーパミンによる神経伝達が過剰なときは拮抗作用を，低下しているときには活性化作用を示します．

【用法・用量】通常，成人にはアリピプラゾールとして1

日6〜12 mgを開始用量，1日6〜24 mgを維持用量とし，1回または2回に分けて経口投与する．
【禁忌】昏睡状態，中枢神経抑制剤の強い影響下，アドレナリンを投与中，本剤の成分に対する過敏症の既往歴
【副反応】悪性症候群，遅発性ジスキネジア，麻痺性イレウス，アナフィラキシー，低血糖　など
【処方の実際と処方のポイント】同系統のリスパダール®よりも副反応が少なくなり，使用しやすくなりました．眠気が著しくなる場合は，就眠前に投与します．

### ◎甘麦大棗湯
【組成】甘草，小麦，大棗
【用法・用量】通常，成人1日7.5 gを2〜3回に分割．年齢，体重などにより適宜増減する．
【禁忌】アルドステロン症，ミオパシー，低カリウム血症
【副反応】偽アルドステロン症，ミオパシー　など
【処方の実際と処方のポイント】不安が基礎にある場合に使用します．小児の場合1〜2 g/日　分2でも可能．1包2.5 gであり区切りのよい投与量が便利です．また，ヒート方剤のまま処方して，家庭で分けて内服してもらえば，保存にも便利です❷．

### ◎抑肝散加陳皮半夏
【組成】半夏，蒼朮，茯苓，川芎，釣藤鈎，陳皮，当帰，柴胡，甘草
【用法・用量】通常，成人1日7.5 gを2〜3回に分割．年齢，体重などにより適宜増減する．
【慎重投与】著しい胃腸虚弱，食欲不振，悪心，嘔吐
【副反応】偽アルドステロン症，ミオパシー　など
【処方の実際と処方のポイント】苛立ちに対して使用．小児の場合1〜2 g/日　分2でも可能．1包のグラム数に合わせて区切りのよい投与量が便利です．また，ヒート方剤のまま処方して，家庭で分けて内服してもらえば，保存にも便利です．

❷ これは漢方薬全般に共通する点である．

抑肝散ではなく抑肝散加陳皮半夏が適していることについては，コラム「抑肝散加陳皮半夏」参照（130頁）．

③夜尿・過活動性膀胱

夜尿

◎ミニリンメルト®

【一般名】デスモプレシン

【剤形】口腔内崩壊錠：60 μg，120 μg，240 μg

【薬理作用など】バソプレシン V2 受容体刺激薬として水分の再吸収を促します．

【用法・用量】通常，1日1回就寝前にデスモプレシンとして 120 μg から経口投与し，効果不十分な場合は，1日1回就寝前にデスモプレシンとして 240 μg に増量することができる．

【禁忌】低ナトリウム血症，習慣性または心因性多飲症，心不全の既往歴，抗利尿ホルモン不適合分泌症候群，中等度以上の腎機能障害，本剤の成分に対する過敏症の既往歴　など

【副反応】低ナトリウム血症，頭痛，食欲不振，悪心，顔面浮腫　など

【処方の実際と処方のポイント】単一症候性の夜尿 mono-symptomatic であることを確認して使用します．240 mg と 120 mg があり，120 mg から始めることが推奨されています．しかし，筆者はまず確実に症状を消失させることを目標として 240 mg から開始し，その後減量することとしています．就眠前水分制限は必須．内服と夜尿の記録をつけてもらいます❸．2週間程度夜尿が消失すれば投与終了を考慮します．

過活動性膀胱

◎ウリトス®

【一般名】イミダフェナシン

【剤形】錠剤：0.1 mg　口腔内崩壊錠：0.1 mg

【薬理作用など】in vitro において受容体サブタイプ M3 お

---

❸ 喘息にしろ，感染症の治療にしろ，治療とは step down が原則であると考える．その前提としては確実な診断が必要である．

およびM1に対する拮抗作用，膀胱においてはM1拮抗によるアセチルコリン遊離抑制とM3拮抗による膀胱平滑筋収縮抑制作用を示します．

【用法・用量】通常，成人にはイミダフェナシンとして1回0.1 mgを1日2回，朝食後および夕食後に経口投与する．

【禁忌】尿閉，幽門・十二指腸または腸管閉塞・麻痺性イレウス，消化管運動・緊張の低下，閉塞隅角緑内障の患者，重症筋無力症，重篤な心疾患，本剤の成分に対する過敏症の既往歴

【副反応】急性緑内障，尿閉，肝機能障害　など

【処方の実際と処方のポイント】昼間遺尿，頻尿の際に使用．投薬による便秘に注意．また合併する便秘管理も要します．小児では最少量から開始．

◎ベシケア®

【一般名】ソリフェナシン

【剤形】錠剤：2.5 mg，5 mg

【用法・用量】通常，成人にはコハク酸ソリフェナシンとして5 mgを1日1回経口投与する．

【禁忌】本剤の成分に対する過敏症の既往歴，尿閉，閉塞隅角緑内障，幽門部・十二指腸または腸管閉塞，胃アトニーまたは腸アトニー，重症筋無力症，重篤な心疾患，重度の肝機能障害　など

【副反応】ショック・アナフィラキシー，肝機能障害，尿閉，QT延長・心室頻拍・房室ブロック・洞不全症候群・高度徐脈，麻痺性イレウス，幻覚・せん妄　など

【処方の実際と処方のポイント】昼間遺尿，頻尿の際に使用．投薬による便秘に注意．また合併する便秘管理も要します．小児では最少量から開始．

◎バップフォー®

【一般名】プロピベリン塩酸塩

【剤形】錠剤：10 mg，20 mg

【薬理作用など】平滑筋直接作用および抗コリン作用を有し，これらの作用により排尿運動抑制作用を示すと考えられています．

【用法・用量】通常，成人にはプロピベリン塩酸塩として 20 mg を 1 日 1 回食後経口投与する．

【禁忌】幽門・十二指腸または腸管閉塞，胃アトニーまたは腸アトニー，尿閉，閉塞隅角緑内障，重症筋無力症，重篤な心疾患

【副反応】急性緑内障発作，尿閉，麻痺性イレウス，幻覚・せん妄　など

【処方の実際と処方のポイント】効き方には個人差があり，効果発現までに時間がかかることがあるので，最低 2 週間は続ける．

### ④便秘

#### ◎大建中湯

【組成】乾姜，山椒，人参

【用法・用量】通常，成人 1 日 15 g を 2〜3 回に分割．年齢，体重などにより適宜増減する．

【慎重投与】肝機能障害

【副反応】肝機能障害，黄疸　など

【処方の実際と処方のポイント】2〜3 g/kg/日　分 2 で可．包装との区切りを考えて処方．

#### ◎調胃承気湯

【組成】大黄，芒硝，甘草

【用法・用量】通常，成人 1 日 7.5 g を 2〜3 回に分割．年齢，体重などにより適宜増減する．

【慎重投与】下痢・軟便，著しい胃腸虚弱　など

【副反応】偽アルドステロン症，ミオパシー　など

【処方の実際と処方のポイント】1〜2 g/kg/日　分 2 で可．包装との区切りを考えて処方．

#### ◎大黄甘草湯

【組成】大黄，甘草

【用法・用量】通常，成人1日7.5gを2〜3回に分割．年齢，体重などにより適宜増減する．
【慎重投与】下痢・軟便，著しい胃腸虚弱　など
【副反応】偽アルドステロン症，ミオパシー　など
【処方の実際と処方のポイント】常習便秘に広く用いることができる．

◎小建中湯
【組成】芍薬，桂皮，大棗，甘草，生姜
【用法・用量】通常，成人1日15gを2〜3回に分割．年齢，体重などにより適宜増減する．
【副反応】偽アルドステロン症，ミオパシー　など
【処方の実際と処方のポイント】1〜2g/kg/日　分2で可．包装との区切りを考えて処方

◎モニラックシロップ®
【一般名】ラクツロース
【剤形】シロップ：65％
【薬理作用など】腸内で分解されると有機酸となって，腸内におけるアンモニアの産生や腸管吸収を抑え，血中のアンモニア濃度を低下させます．また有機酸は，腸管の運動を促す作用も有します．
【用法・用量】通常，成人には1日量30〜60mL（主成分として19.5〜39g）を1日3回に分けて服用．
【副反応】下痢，悪心，嘔気，腹痛　など
【処方の実際と処方のポイント】1mL/kg/日　分2で．シロップ剤であり導入には使用しやすい．

◎マグミット®
【一般名】酸化マグネシウム
【剤形】錠：200mg，250mg，330mg，500mg
【薬理作用など】胃の中で制酸作用を呈し，また二酸化炭素を発生しないため刺激が少ないとされています．腸に至ると重炭酸塩となり浸透圧を高めて腸内腔へ水分を引き寄せ，腸管に拡張刺激を与えて排便を促します．

【用法・用量】酸化マグネシウムとして，通常成人1日0.5〜1.0 g を数回に分割経口投与する．
【慎重投与】腎障害，心機能障害，下痢，高マグネシウム血症
【副反応】高マグネシウム血症　ほか
【処方の実際と処方のポイント】2tab（250 mg）/日　分2 を目安．

◎ラキソベロン®

【一般名】ピコスルファートナトリウム
【剤形】内容液：0.75％
【薬理作用など】胃，小腸ではほとんど作用せず，大腸細菌叢由来の酵素アリルスルファターゼにより加水分解され，活性型のジフェノール体となります．このジフェノールが，腸管粘膜に作用して瀉下作用を示します．
【用法・用量】通常，成人に対して1日1回10〜15滴（0.67〜1.0 mL）を経口投与する．
【副反応】腹痛，腹鳴，悪心・嘔吐　など
【処方の実際と処方のポイント】腸管蠕動は亢進させるが便塊の動きがない場合は，腹痛をきたす．これまでの薬剤が内服困難，反応不良のときに選択．

⑤食思不振

◎六君子湯

【組成】蒼朮，人参，半夏，茯苓，大棗，陳皮甘草，生姜
【用法・用量】通常，成人1日7.5 g を2〜3回に分割．年齢，体重などにより適宜増減する．
【副反応】偽アルドステロン症，ミオパシー　など
【処方の実際と処方のポイント】腸管蠕動亢進による食欲増加．

◎ガスター®

【一般名】ファモチジン
【剤形】錠：20 mg
【薬理作用など】胃粘膜のヒスタミン2受容体を遮断して

胃酸分泌を抑えます．

【用法・用量】通常，成人に対して1回1錠（20 mg）を1日2回（朝食後，夕食後または就寝前）に経口投与する．

【禁忌】本剤の成分に対する過敏症の既往歴

【副反応】発疹・皮疹，じん麻疹，顔面浮腫，便秘，月経不順　など

◎タケプロン®

【一般名】ランソプラゾール

【剤形】錠：15 mg，30 mg

【薬理作用など】いわゆるプロトンポンプ阻害剤として酵素活性を抑制することにより酸分泌を抑制すると考えられます．

【用法・用量】通常，成人に対して1回1錠（15 mg）を1日1回経口投与する．

【禁忌】本剤の成分に対する過敏症の既往歴，アタザナビル硫酸塩・リルピビリン塩酸塩を投与中の患者

【副反応】胃潰瘍，十二指腸潰瘍，吻合部潰瘍，逆流性食道炎，Zollinger-Ellison症候群，非びらん性胃食道逆流症　など

## 発達障害と医療・薬物療法

　発達障害が広く医療化した理由として，治療薬の登場があげられます．最初にリタリン®，そしてコンサータ®，さらにストラテラ®が使用可能となりました．リタリン®はそのDopamine作動性という機序から依存という危険が伴い，処方には制限があります．コンサータ®は同様の作用機序ですが，依存性の危険はほとんど消失しました．コンサータ®の処方には研修が必要です．一方，ストラテラ®には処方制限はありません．ここから一般診療への道が広がったと思われます．

ADHD の多動・衝動・不注意症状にはコンサータ®，ストラテラ® が有効です．その神経科学的機序は，その関連脳領域・神経伝達物質・精神症状への作用（報酬系・実行系など）に分類すると整理しやすいものです．

注意および実行機能に関連する脳領域として，前頭前皮質・後頭頂皮質・側頭皮質があります．前頭前皮質は，高次の認知推論・行動抑制・自己意識などに関与します．後頭頂皮質は体性感覚野，視覚野および聴覚野からの感覚入力を統合します．つまり，身体をしっかりと支えるとか，きちんとした姿勢を取るとか，運動をすることなどに関わります．ですから，この機能がうまく働かないと，不器用であるとかじっとしていられないとか，協調運動障害として，逆上がりや縄跳びが苦手といったことに繋がるわけです．側頭皮質は感情・言語理解・学習に関与します．前頭前野の機能不全は ADHD の原因の1つと考えられています．前頭前野においてはノルアドレナリンとドパミンによって作業記憶や認知機能が調節されると考えられています．その具体的な実行機能としては，計画する・まとめる・反応を開始する，ことなどがあげられます．

モノアミン仮説というものがあります．ノルアドレナリン，ドパミン，セロトニンのそれぞれの作用により，こうした実行機能障害や気分障害を招来するという仮説です．これにのっとった治療薬を投与すると症状が改善することから，この仮説に妥当性があると考えられます．アトモキセチン（ストラテラ®）にしろ，メチルフェニデート（コンサータ®）は，脳内伝達物質を増加する働きがあります．これらの薬剤がシナプス前ニューロンのノルアドレナリンやドーパミンのトランスポーターに結合することによって，シナプス間隙の各成分が増加するとされています．

この他にも，発達障害に関する神経科学的な知見はい

くつも存在します．例えば，発達障害の方は順序機能が健常者とは異なること，「逆さバイバイ」をしてしまうことが見られます．これはミラーニューロンの機能の違いに由来するものとされています．また，「ただいま」と言うところで「おかえりなさい」と言ってしまうなど，模倣機能が上手くいかないことも指摘されます．さらに，「空想の友達」を持つ．「共感覚」❹と言って，数字を見ると色が見えるとか，音を聞くと色が見えるという特性もあります．これは，新生児期に本来起こるべき神経線維の「刈り込み」──すなわち，音の刺激は音を受け取る脳領域に伝わり，色の刺激はまた別の領域に伝わるように神経線維が整理されること──の未熟性によるとされます．神経科学的機序に関して，膨大な知見が蓄積されています．私たちが医療者として発達障害を診察する場合，そうした知見をおおよそ理解する必要はあります．一方では，発達障害の症状と神経科学的所見をどのように対応させるのか，あるいは精神症状ないし人の感情をどのように生物医学的に説明するのか，その枠組みの設定に関しては議論があるところです❺．

## 投薬の適応

　投薬の適応は，確定診断と本人と周囲の「困難感」によると考えます．そして，投薬の目標は本人の能力を最大限に引き出すことにあります．早期に状態を改善させることに意味がありますので，筆者は早期投薬を躊躇する必要はないと考えています．投薬すると性格が変わってしまうとか，本人を変えてしまう，身体に悪いのではないか，といった心配もうかがえますが，多動・衝動・不注意が本人の本来の能力を阻害しており，投薬治療によって本来の能力を引き出すことが可能となるのですから，投薬治療の意味は大きいと考えます．よく見る副反

❹ 共感覚の具体例は，ラマチャンドランほか．脳の中の幽霊．角川文庫；2011．の中で紹介されている．

❺ つまり，神経科学は人の精神症状・感情を説明可能であるか．最近翻訳された書籍として，サリー・サテルほか/著，柴田裕之/訳．その脳科学にご用心．紀伊國屋書店；2015．

応としては，食欲不振があげられます．筆者はこれに対しては漢方薬の併用で対応しています．食欲不振が予想される場合には，六君子湯か小建中湯を処方しています．特に嘔気があるような場合には六君子湯併用が有効です．食思不振のフォローとして，脱衣で体重測定を継続します．筆者は月1回の定期来院の際に行っています．体重減少が著しいときは薬剤の変更を考えます．

　ストラテラ®は処方制限がなく，比較的使用しやすいと思います．維持量最大まで増量します．増量には1〜2週間ずつかけます．効果が明らかになるまで通常，1〜2カ月かかるとみておきます．コンサータ®は効果発現が早い薬剤です，多動・衝動が自傷他害行為に繋がり，周囲との軋轢が大きくなり保護者も疲弊しているときには，明日からでも効果発現を期待するため第一選択と考えます．どちらの薬剤がその児に有効であるか，現状では投与前には判断不可能です．ただ，明らかに各薬剤に対しての反応の相違はあります．一方で改善がみられなければ，もう一方に変更することは可能です．薬剤への反応性の指標・biomarker は種々研究途上ですが，臨床で使用できるものは今のところないようです．

　ある，ADHD/ASD の小学生事例がありました．自宅でも話が通ぜずギャーギャーと暴れて，家でも親御さんと喧嘩になってしまいます．学校では，友達が「遊ぼう！」と手を出すと，その意図が理解できず即座にその友達を殴ってしまう，といった状態でした．現代では子ども同士の喧嘩は親同士のトラブルに発展してしまいます．このように緊急に対処が必要な場合にはコンサータ®が選択薬剤と考えられます．ただしコンサータ®は錠剤ですので，児が内服可能であることを確認する必要があります．

　ストラテラ®もコンサータ®も適応が6歳以上となっています．この疾患には就学前から対応することが望まし

く，筆者は5歳代からの投与を可能にしてほしいと考えています．

　筆者は上述の薬剤に加えて，漢方薬を使用します．漢方薬のみの治療でも対応可能な場合もあります．

### 甘麦大棗湯

　セロトニン濃度の上昇という作用機序が考えられます．不安が強い場合，不安によりイライラして自傷・互い行為に及ぶ場合，またASDで不眠，多動にも有用です．元来「上薬」であり，長期投与によっても大きな副反応はありません．唯一気を付けるべきは「多幸感」の出現ですが，これに関しては別に記載します（コラム「甘麦大棗湯と多幸感」125頁）．

### 抑肝散加陳皮半夏

　抑肝散に陳皮半夏を加えたものです．抑肝散よりも小児に向いている，日本人と日本の風土に向いていることから筆者は抑肝散よりもこちらを愛用しています．イライラが激しいときに使用します．こちらも大きな副反応はなく使用しやすいと思います．

　前述の通り，薬剤投与の適応に関しては幅があると考えられます．少し変わった子どものことも，そのまま社会が受け入れるべきであるとする意見もあります．筆者もそのように考えます．徒然草に登場するある高僧の話は，日本最古のASDの記録ともいわれます．こうした例に遡るまでもなく，昔は変わった子どもも受け入れられていたとする意見もあります．しかし，これを含めて「昔はよかった」と言えるのでしょうか．本当に，昔は変わった人が受容されていたのでしょうか．むしろ日本社会の同調圧力には強いものがあったのではないかと思います．疾患は常に文化的背景のもとにあります．しかし，一方では神経科学的機序の解明も進んでいます．また何より当事者の負担は大きなものがあります．ある程度までの状態は「疾患」と捉えて対応することが必要と筆者

は考えます．

　発達障害は治療薬が登場して初めて医療の問題として広く捉えられるようになりました．もちろんその前から，発達障害という概念は登場していたわけですが，医療側からアプローチする方法が乏しく，ごく一部の医師が先駆的に対応しているだけでした．薬剤が登場して症状を緩和することができるようになり，この領域は大きく広がりました．今はむしろ，発達障害という概念が独り歩きしてしまっているような状況を呈しています．これに対しては，医療者からの医学的妥当性のある対応が望まれます．なにより，発達障害が医療化したことがcriticalであり，これは当事者さらに社会にとってよいことに違いありません．

## 合併する身体症状の治療

### 睡眠障害

　発達障害に睡眠障害はかなりの頻度で合併します．睡眠障害の治療はかなりの専門性を要すると思います．しかし，専門医療機関は極端に少ないことが現状です．また，「睡眠障害」は医療化されていないと言えます．すなわち，多くの患者さんは子どもが眠れないことで医療機関に相談することを考えないでしょう．一方では潜在的な患者さんは多く，これもプライマリケアである程度まで対応するべき課題でしょう．

　筆者は，「早寝早起き」「朝日の光を浴びる」「適度な運動」を勧めたうえで，難治の場合は上述の睡眠薬を使用します．睡眠障害の治療は困難な場合が多いと思いますが，ある程度までの対応は可能です．

### 夜尿

　夜尿は6歳を超えたら治療適応と考えます．夜尿の機序，分類は議論もありますが，筆者はmonosymptomatic/

polysmptomaticの分類を使用しています．膀胱型/多尿型の分類は使用していません．また早朝尿の尿比重はそれほど勘案していません．病態はいまだ不明な部分が多いこと，分類と治療方法の対応が整理しやすいことから，このように考えています．難治の夜尿は多く過活動性膀胱，すなわち昼間遺尿，頻尿を合併します．そうした児には，睡眠障害とADHDの合併が多く見られます．この三者の病態が中枢神経機能に関与することからおそらく，共通の機序があると考えられます．夜尿の治療に対して，それがmonosymptomであればデスモプレシン酢酸塩水和物（DDAVP）を使用します．筆者は夜尿治療も積極的に行うべきと考えます．これまでの医療側の対応は児へ我慢と忍容を強いる面がありました．これは現在では治療可能となった疾患に対して，理不尽でしょう．先に述べた「医療化」という概念を考え，夜尿も医療化するべきであると思います．過活動性膀胱とADHDが合併する場合，膀胱症状にストラテラ®が有用であるとする報告もあります[6]．ADHD合併例であれば試してみる治療法でしょう．また，夜尿が主訴でADHDが発見されることがあります．問診の際には心がけておきたいところです．

## 便秘[7]

便秘も通常診療では，いまだにそれを主訴として来院する方は少ないと思います．いまだに医療化されていない課題の一つです．ASD例では便秘は重篤になります．まず，排便を我慢して，そうすると腸管内に便塊が滞留し，拡張した腸管から「拡張している」という情報がfeed backされなくなります．こうして，「便秘の悪循環」が形成されます．したがって，便秘の治療はまず便を出すことによります．極端に言えば2週間くらい連日浣腸すれば，大体軽快します．治療を開始するに際して，難治で長期の便秘であれば筆者まず外来で腹部レントゲンを

[6] Sumner CR., et al. JCAP. 2006; 116（6）: 699-711

[7] 日本小児栄養消化器肝臓学会ほか/編．小児慢性機能性便秘症診療ガイドライン．診断と治療社，2013．参照．また，本書「症例6」も参照．

撮影します．これを保護者と本人に見てもらい，レントゲンで腸管に便塊が詰まっている所見をお見せして実感を持ってもらいます．治療は，年少児なら外来で浣腸し，便性を確認します．その際には保護者にも手技を見てもらい家庭でも浣腸できるよう指導します．また，薬剤は以下のものをよく使用します．

　モニラックシロップ
　マグミット錠剤
　調胃承気湯❽
　大建中湯
　小建中湯

　ASD児では難治の便秘から遺糞となります．こうなるとかなり治療に難渋します．早期の介入が望ましいと考えます．

　なお，問診では「排便がある」という答えだけでは不十分です．ごく少量の便が出ているだけのことがあり，より具体的な問診，腹部所見，場合によっては腹部レントゲンにより便秘の状態を確認します．

　発達障害にはこうした身体症状を伴うことが多く見られます．そうした点からも小児プライマリケアで対応するべきものでしょう．

❽ 大黄含有方剤を小児に使用することには異論もあるが，筆者はこれまでの経験上も特に問題なく使用している．

# 第7章　家族看護の視点から

【ポイント】
1. 発達障害児・家族に対し，家族看護・家族支援の視点を持つ．
2. 小児プライマリケア従事者が，診断確定前後の家族支援を一貫して行う．
3. 70％以上の親が3歳未満（約20％の親は1歳前）から児に問題があることに気づき，悩んでいる❶．
4. 発達障害児を養育する母親の精神的健康度は非常に悪い．
5. 発達障害児を養育する家族のエンパワメントは海外や他障害に比べ非常に低い．
6. 親は，子どもの言動に対する感情的な受け入れや適切な対応の実践に自信がない．
7. 親への支援プログラムであるトリプルPの紹介と効果．
8. 「告知（診断説明）」をしていないケースが76％と多い．

❶ 悩んでいるにもかかわらず，診断時期は5歳を超えている．

　発達障害への支援には，看護の視点は必須です．看護の中でも家族看護という視点から，発達障害の児とその家族への支援のあり方を考察してみます．ここでは，涌水理恵氏（筑波大学医学医療系小児保健看護学分野）の研究結果を元に，家族看護の視点から，発達障害の児と家族への支援に関して整理しました．家族看護の視点と考え方を知ることは，臨床医にとっても，行政的支援を担当する方にとっても有益です．
　家族看護の目標は「家族が，発達課題を達成し，健康的なライフスタイルを獲得し，直面する健康問題に対して<u>主体的</u>に対応し，問題解決し，対処し，適応していくように，家族のセルフケア機能を高めること」にありま

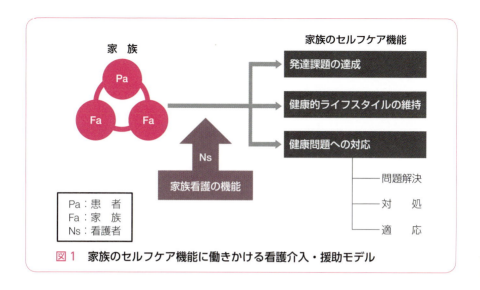

図1 家族のセルフケア機能に働きかける看護介入・援助モデル

す（鈴木和子，渡辺裕子（2012）：家族看護学．第4版―理論と実践―，日本看護協会出版会，p.13）．図1にその概要を示します．家族のセルフケア機能を分類しているのは，実際の臨床の場面では，看護の対象となっている家族が有する健康問題（障害）の種類，援助の場，家族周期別の看護の領域の違いによって，援助の目的や重点が異なっていると考えられるためです．しかし，当該家族にとってはこれらの能力がすべて合わさってその家族のセルフケア機能が成り立っていると考えられます．家族に本来備わっているセルフケア機能が充全に発揮されていない時，看護が介入して家族を援助しますが，その際にも，当該家族の主体性が最優先されます．

家族看護の焦点として，働きかけの単位を考えます．これは，以下の3つに分けられます．
1. 個々の家族成員
2. 家族成員の関係性
3. 家族単位の社会性

個々の家族成員への働きかけは，実際の場面では一番

多いものです．その個人の疾病，健康に対する考え方や理解を背景として，個人が現在困っていること，精神機能，実際の生活，家族とのかかわりなどへアプローチします．個人は必ず家族とともにあります．そこで，その個人と家族との関係性を問題とします．このときは，家族のコミュニケーション，情緒的交流，相互理解，役割分担，意思決定，相互作用などを検討します．また，家族は社会の中で生活します．家族単位の社会性として，家族の生活環境，近隣社会との交流，社会資源，サポートシステムの活用状況などを考察します．この3つの視点は，いずれもが家族看護の視点として重要です．「家族成員への個の看護」を行いながらも，「家族内の関係性」や「単位としての家族」を常に意識してかかわることが重要です．このように視点を複数有することが，家族看護の本質であると言えるでしょう．より充実した家族支援を実践する際に必要不可欠な視点です．

　ここで，6つの研究とその結果をご紹介します．これらの知見は，当該家族と子どもに面談して得られた情報を，看護研究として正確な方法論を用いて解析し，得たものです．当事者の声や認識，生活の実態を正確な情報として掌握することができます．私たちが日頃感じている発達障害臨床と一致する面もあり，また，私たちが日頃気づいていない面も見えてきます．

## 研究成果① ❷ 発達障害児を養育する母親の気づき

　ここでは，350名64の母親に児の発達障害に関して「最初の気づき」から「最初の相談」を経て「最初の診断」に至るまでの道のりがインタビューされています．最初の気づきは26.1カ月であり，最初の相談は45.9カ月，最初の診断は67.7カ月です（数字はいずれも平均）．ここ

❷ 涌水理恵氏（筑波大学准教授）私信より．

で明らかなことは，母親が児の発達障害に気がついてから診断に至りつくまでの時期の乖離です．70％以上の親が3歳未満（約20％の親は1歳前）から子どもに問題があることを見抜いていました．しかし，診断時期は5歳を超えています．同じ研究で，「診断の適正時期はいつか」という質問に75％の親が3歳以下と回答しています．これらの実態より，発達障害臨床へ突きつけられている問題が浮き彫りになってきます．

　興味深いのは，親が感じていた問題の具体的な内容です．以下に列挙します．18カ月までは運動発達の遅れ，抱きづらさ，視線の合いづらさ，表情の乏しさ．18～36か月では，言葉の遅れ，呼名反応の弱さ，視線，多動傾向．36～72カ月では，言葉，集団活動での不適応，他児との交流困難，多動．72カ月以降では，集団活動での不適応，指示理解の弱さ，友人とのトラブル，パニック．まさしく典型的な発達障害の症状が続き，保護者の観察の正確さがわかります．それとともに，保護者の必要性に対応しきれていない医療の現状が在ることがわかります．

## 研究成果②[3]　発達障害児を養育中の母親の精神的健康の現状

　同350名の母親に精神的健康状態の調査を行いました．外来で診断を受け，通院を継続中の発達障害児（平均年齢9.8歳，年齢幅2～18歳）の母親は，抑うつ傾向が高く，育児負担感が高く，自尊感情が低く，自己効力感が低かったことが明らかとなりました．発達障害児を養育する母親の精神的健康度に問題があるといえます．

[3] 涌水理恵氏（筑波大学准教授）私信より．

## 研究成果③　発達障害児を養育する家族のエンパワメントに❹関連する要因

　海外の家族と比較して，日本の発達障害児を養育する家族のエンパワメントは非常に低いと言われています❺．特にエンパワメントの低い家族の属性として，支援に関する親の認知が低いこと，親の自己効力感の低さ，児の診断からの時期が短いこと，きょうだいの数が多いこと，児が治療薬内服中であること，児に知的な遅れがあること，親の年齢が若いこと，地域のサービス利用率が低いことがあげられています．本調査から，児，親，家族の抱える様々な事情が家族全体に影響を及ぼしていることが窺えます．また「家族」「サービスシステム」「社会・政治」の3カテゴリから構成される家族エンパワメント得点のうち，日本では欧米と比較して特に「社会・政治」の得点が低いことから，行政から家族への介入また家族の行政支援の受け入れがともに浸透していない可能性が示唆されます．

## 研究成果④　親が感じる養育上の自信のなさ

　さらに，親の感じる養育上の自信のなさを見てみます．図2（350名の親に面談して調査）に示しますように，発達障害に関しての知識や理解については比較的自信を持てていますが，子どもの言動に対する感情的な受け入れや適切な対応の実践に自信のない親の姿が見て取れます．

---

❹ 家族エンパワメントという概念は，障害児とその家族がより内発的な力を持ち，自分たちの生活を自分たちでコントロールできること，また，できるようになるプロセス，と要約される．
米国で1980年代，英国では1990年代より保健社会学分野において頻用されるようになった．

❺ 涌水理恵，藤岡寛，古谷佳由理，宮本信也，家島厚，米山明．障害児を養育する家族のエンパワメント測定尺度Family Empowerment Scale (FES) 日本語版の開発．厚生の指標，2010; 11: 33-41.

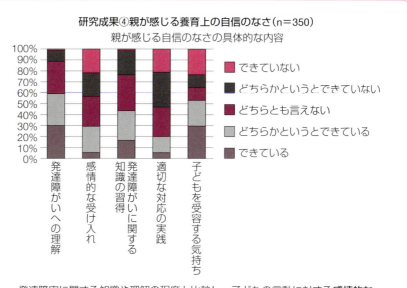

発達障害に関する知識や理解の程度と比較し，子どもの言動に対する**感情的な受け入れ**や**適切な対応の実践**に自信のない親の割合が高かった．

図2

## 研究成果⑤ トリプルP（Positive Parenting Program）の実施効果

　そこで，涌水理恵氏らは，自信のなさが目立った親への適切な対応実践と親の子どもへの感情的な受け入れ体得のための介入（方法・内容）について検討を始めました．トリプルPという発達障害児の親への支援プログラムがあります．この概要を**図3**に示します．日本では"前向き子育て支援プログラム"と翻訳され，メディア，テクノロジーを使用した介入から，ロールプレーイングを用いて日常的に直面する困難事象や場面への具体的対処法を身に着けるといった介入までを含む段階的なプログラムです．そのプログラムでの親の獲得目標を**表1**に示します．（ここに記載されていることは日常診療でも

| セッション | 内容 | ワーク形式 | 時間 |
|---|---|---|---|
| 第1回 | 「前向きな子育て」とはどのような子育てかについて学び、子どもの行動の捉え方について話し合う | 講義・グループワーク・ロールプレイ | 2時間 |
| 第2回 | 子どもと良好な関係をつくり、子どもの発達を促すための、10のスキルを学ぶ | | 2時間 |
| 第3回 | 対処が難しい子どもの行動をうまく扱えるようになるための、7つのスキルを学ぶ | | 2時間 |
| 第4回 | 対処が難しい子どもの行動が起こりやすい場面を想定し、その行動が起こらないように備えるための計画的な活動を学ぶ | | 2時間 |
| 第5回〜第7回 | 先の4回のセッションで学んだスキルを家庭でうまく活用できているかを話し合い、保護者自身がスキルを活用し工夫しながら子育てしていけるようサポートする | 自宅での電話相談 | 毎回20分程度 |
| 第8回 | 子どもの行動の好ましい変化について話し合い、プログラムで学んだスキルの復習を行う | 講義・グループワーク・総括 | 2時間 |

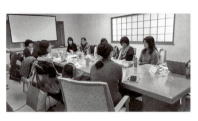

・テキストとDVD

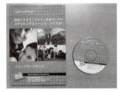

・前半4回はビデオとワークブックを使って、後半4回はワークブックを使って行う
・第5回〜第7回は個別の電話相談で、保護者の都合のよい日時にファシリテーターが電話をかけ、家庭での子育てについて応じる

**図3 グループトリプルP(毎週1回、合計8回のプログラム)**

役立つことです.)トリプルPによる介入により子育てスキルと家族エンパワメントは明確な改善が見られ、子どもの行動の長所と難しさについてのアセスメントや保護者の精神状態も改善する傾向が見られました.

## 表1　トリプルPで親が身につける技術

| 子どもの発達を促す10の技術 | 子どもの問題行動に対応する7の技術 |
|---|---|
| 子どもとの建設的な関係を作る<br>　1）子どもとの良質な時間を作る<br>　2）子どもと話す<br>　3）愛情を表現する<br>好ましい行動を育てる<br>　4）子どもを褒める<br>　5）注目している気持ちを伝える<br>　6）夢中になれる活動を与える<br>新しい技術や行動を教える<br>　7）良い手本を示す<br>　8）時をとらえて教える<br>　9）アスク・セイ・ドゥ<br>　10）行動チャート | ◆わかりやすい基本ルールを作る<br>◆会話による指導<br>◆計画的な無視<br>◆はっきり穏やかな指示<br>◆問題に応じた結果で対処する<br>◆クワイエットタイム<br>◆タイムアウト |

## 研究成果⑥　児の診断と児への告知

　本人への「告知（診断説明）」についての調査も行われました．告知をしている例は24％（平均10.8歳），していない例は76％（平均8.6歳）でした．告知をしている例で，告知に対して肯定的な意見として，「親としては隠しごとがなくなり，本人と病気に関して相談しやすくなり，内服もさせやすくなった」「子どもへの生活面での指導がしやすくなった」「告知されたことで子どもも自分が理解でき，かえって落ち着いたようだ」といったものが見られました．一方，否定的な意見として，「子どもがふさぎ込むようになり，説明したことを後悔している」「子どもはショックを受け，受診に拒否的になった」「障害のせいにしてなんでも逃避するようになった」「もっと計画的に説明をしたかった」といったものがあげられます．また，「親も子どもも説明後，特に変わりはない」「子どもが説明をどのくらい理解しているのかわからない」といった意見もありました．こうした親の意見，感情は私たち臨床医が現場で経験することと一致します．また，

時に私たちが経験する以上のことを教えてくれます.

この研究知見や遡って研究①の知見（最初の気づきから診断に至るまで平均41.6カ月もの時差があり，その間，家族は自分たちだけで悩みつづける）から，プライマリケア従事者には，児と家族（特に母親）の状態を絶え間なくアセスメントし，確定診断が付かなくても付いた後でも，＜さりげない家族支援＞（涌水理恵2014）が求められるのです．現在の態勢では，健診でのスクリーニングや専門病院での診断を機に児と家族への支援が開始されています．しかし家族の視点からすれば，この態勢では後手後手だと言わざるを得ません．家族の苦悩を考えれば，診断確定前から医療機関を受診する親子の状態を把握し，児に発達障害が疑われた場合にはさりげなく歩み寄って家族支援を開始するのが理想だと，涌水氏は提唱しています．診断確定後は，親の具体的な養育困難内容を把握しつつ，各家族の発達段階に合わせた継続的な支援がプライマリケア従事者に求められます．児への障害告知を含めて，その後の児の成長，社会への参入は，現状ではほとんど家族にゆだねられています．そのままでは，家族は児の成長とともに児への対応も拡散していきます．児の"伸びしろの探求"から"社会への適応"へという視点を持った支援が，今後必要とされるでしょう．

本稿の執筆にあたっては，涌水理恵氏に貴重な助言をいただいた．同氏に感謝申し上げます．

### 引用文献

1) Wakimizu R, Fujioka H. Analysis of the issues and needs of parents of children with developmental disabilities in Japan using focus group interviews. J Nurs Res. 2015 Jun 30.[Epub ahead of print]
2) Wakimizu R, Fujioka H, Yoneyama A, Iejima A, Miyamoto S. Factors associated with the empowerment of Japanese families raising a child with developmental disorders, Research in Developmental Disabilities, 2011; 32: 1030-7.

3) Wakimizu R, Fujioka H, Yoneyama A, Empowerment process for families rearing children with developmental disorders in Japan, Nursing & Health Sciences, 2010; 12: 322-8.
4) 涌水理恵. 障害児を養育する家族のエンパワメントに関する実態調査―重症心身障害と発達障害, 異なる2つの障害群での比較・検討―. 外来小児科, 2012; 15: 25-30.

・症例編・

## 症例1 N.S.君（2歳 男児）：乳幼児期のASD児に見られる特徴

**Point** ✓

- 乳幼児期のASD児に見られる特徴
  - 癇が強い
  - ちょっとした物音にもギャーギャーと泣く
  - 夜泣きがあり，眠りが浅い
  - 好き嫌いが激しい
  - 頭を辺りにガンガンと打ち付ける
  - 母親にしかなつかない

｝思考の硬さ，感覚過敏[1]に由来するもの

[1] DSM-5：「常同的または反復的な身体の運動，物の使用，または会話．」「同一性への固執，習慣への頑ななこだわり，または言語的・非言語的な儀式的行動様式．」「感覚刺激に対する過敏さ」

【患児】N.S.君．2歳（保育園入園前）．男児．

【初診の経緯・訴え】子どもの状態に不安を覚えた母親が，ネット検索などを通じて「発達障害ではないか」と考えて来院しました．

【概要】①乳児期から癇が強く，ちょっとした物音にもギャーギャー泣いてしまいます．夜泣きがひどくて眠りが浅く，母親も眠らずに一晩中抱っこしていなければならないこともしばしばだといいます．癇癪を起すと頭をガンガンとあたりに打ちつけるなどの自傷行為もみられ，母親にしかなつかず，子どもから離れることができないために母親は疲弊しきっています．

②離乳食を始めようとしても好き嫌いが激しく，嫌いなものには絶対に口を開けません．

③外来診察では，有意語はありますが，会話として成立しているかは不明．指示の指差しも見られましたが，共同注視ははっきりしませんでした．自治体の1歳半検診の際に，すでに母親は担当医に心配を訴えていましたが，「もう少し大きくなれば落ち着くでしょう」と言われて，そのままになってしまったそうです．

【担当医の考え】①まずは母親の育児負担の軽減を考える

必要があります．児の癇癪に対応できる漢方薬の処方を検討します．

　②かつて「好き嫌い」は単なるわがままとされ，無理にでも食べさせるのが普通でした．しかし現在では，その原因として感覚過敏，口腔内アレルギーの可能性などが指摘されています．単なる「偏食」で済まさずに，その原因を探求することが重要です．今回の症例でも，強い好き嫌いの背後に，ASDの特徴である感覚過敏や思考の硬さが潜んでいる可能性に思いを巡らせます．

　③成長や運動発達だけをみるこれまでの1歳半健診では，ASDの発見は困難です．共同注視のチェックなど発達障害を意識したスクリーニングを取り入れる必要があります．また，「もう少し大きくなれば落ち着くでしょう」といった曖昧な言葉は，保護者にとってあまり意味がありません．できる限り具体的に，今後の見通しを語ってあげることが大切です．

【診断】ASD

　対人コミュニケーションなどに関してはこの年齢では正確な判断は困難なので，DSMの診断基準をそのまま適応するものではありませんが，こだわりの強さ・偏食・癇の強さは，思考の硬さ・感覚過敏を示すものです．なにより，母親の育児困難がそれを物語っています．

【治療】甘麦大棗湯❷

　母親の育児負担の軽減，児の癇癪への対応を考えて，本症例では「夜泣き」「疳の虫」に適応がある漢方薬，甘麦大棗湯を処方しました．たとえASDでなくとも日常診療でも有効な処方です．比較的飲みやすい方剤なので，きちんと内服できればかなり効果はあります．

【経過と考察】甘麦大棗湯を1カ月ほど服用したところで，母親から「子育てがだいぶ楽になった．」という言葉を聞くことができました．感覚過敏（偏食，夜泣き）は，いずれ軽減する可能性があり，将来は今よりも楽になる

❷
金匱要略という古典において，若い女性の抑うつ発作に適応があるとされている処方である．セロトニンの分泌機序と関係しているとの報告もあり，子どものみならず成人にも用い得る処方である．

だろうと伝えました．

　保育園への入園希望があったので，集団生活への適応と，来るべき小学校での学校生活の準備について話をしました．また，日頃の療育の必要性を認めたので，近隣の療育施設を紹介しました．

　この親子はその後も通院を続けています．担当医からは折に触れて，小学校入学に際しては，普通学校ではなく特別支援学校という選択もあり得ること，仮に普通学校に入学しても特別支援学級，加配❸が必要になる可能性があることなどを伝えています．その際に診断書・意見書が必要であれば当院で用意できると話しています．こうした細やかな支援ができることはプライマリケアの強みでもあります．

　「発達障害」という概念の枠組みができると，今までは「癇の強い子」で済まされていた子どもの問題点を明確に捉えて支援することが可能になるのです．

❸ 加配（かはい）教員．教育困難対策などのために，文部科学省が公立学校の教員定数に上乗せして配置する非常勤の教員．

## 症例2 B. R. 君（5歳 男児）: 幼児期のADHD児に見られる特徴

**Point** ☑

- 幼児期のADHD児に見られる特徴❶
  - 待合室で走りまわる
  - 回転する椅子に乗ってぐるぐる回る
  - ソファーの上でピョンピョン跳びはねる
  - 四つ這いの時期がなかった

} 衝動的で突き動かされるような行動はADHDの典型的所見

【患児】B. R. 君．5歳（保育園）．男児．

【初診の経緯・訴え】母親は児を保育園に迎えに行くたび，「お絵かきをしているときに落書き❷をされた」「おもちゃを横取りされた」「いきなりぶたれた」「滑り台の順番待ちで割り込まれた」❸といった他の園児とのトラブルについて連日先生から聞かされていました．他の子どもの親からも非難され，憔悴しきった母親が，何とかして欲しいと子どもを連れて来院しました．

【概要】①患児は待合室でもその辺りを走りまわり，診察室では回転する椅子に膝から後ろ向きに乗って，ぐるぐると回り続けています❹．

②母親に話を聞くと，近所の家に遊びに行ってソファーの上でジャンプし続けたり，夏休みに帰省した母親の実家では，鴨居に衣類用ハンガーをかけてぶら下がろうとしたり，仏壇の鈴（鐘）を鳴らし続けたりするそうです．スーパーマーケットに買い物に連れていくと，あたりを走りまわり，食品のパックに指で穴を開けてまわったり，商品をパズルのように勝手に並べ替えて遊んだりもするといいます．また，休日に父親が洗車をしていると，そのホースを奪って隣家の洗濯ものに水を掛けてしまったりもします．

③乳児期から夜泣きがひどく，母親は育児困難を感じ

❶
DSM-5:「不適切な状況でしばしば走り回ったり高いところへ登ったりする．」「しばしば"じっとしていない"，またはまるで"エンジンで動かされているように"行動する」

❷
DSM-5:「しばしば他人を妨害し，邪魔する」

❸
DSM-5:「しばしば自分の順番を待つことが困難である」

❹
DSM-5:「まるで"エンジンで動かされているように"行動する」 まさに「コーラのびんを振ってから栓を開ける…」なのである．（ジャック・ギャントス/著，前沢明枝/訳．ぼく，カギのんじゃった！．徳間書店，2007.）

ていました．四つ這いの時期はわずかで，歩き始めるとすぐに走り始めたといいます❺．2歳6カ月頃，育児困難感からK病院（二次病院）を受診し，落ち着きのない子ども，と言われ，ペアレントトレーニングを何度か受けていました．しかしそれも上手くいかず，病院が遠方にあることもあって通院も途絶えており，その後この問題で医師の診察を受けることは，今回の来院まで約3年間ありませんでした．

【担当医の考え】①児の診察は待合室での様子を見るところから始まっています．待合室で極端に落ち着きがなく周りから浮いた印象を受ける子どもは何かしら問題を抱えているものです．診察室の回転する椅子でグルグル回り続けるのはADHD児の典型的な臨床像と言えます．

　②このような児の行動に関する訴えを聞いた外来担当医は，児自身に対して「どうしてそんなことをするのか？」と聞いてみました．彼は，スーパーの食品パックについては「きれいに並べ替えていた」，洗濯ものに水をかけたことについては「きれいにしようと思った」などと冷静に答えます．ここで担当医は気がつきました．彼は彼の行動の理由を明確に説明できる，彼自身の内在的論理は明快である，と．ただ，いわゆる社会性が欠落しているだけなのです．

　③たかが夜泣き，といっても当事者にとっては大変な問題です．親の育児困難感が高じれば虐待に繋がる可能性もあります．早期対応が望まれた症例だと言えます．2歳6カ月の段階でせっかく二次病院を受診していたのに，そこで明確な告知と対策がとられなかったことは残念なことでした．

　また，大病院への通院が途絶えてしまった理由として，病院が遠かったことも大きく影響しています．一方，プライマリケア施設は，通院可能圏内にあり，地域の教育・福祉の資源についてもより理解が深く，さらに，自

---

❺ 多動の児によくみられる特徴．四つ這いをせずに歩行を開始するのは上下肢協調運動障害によるものという見解がある．（洲鎌盛一．乳幼児の発達障害診療マニュアル．医学書院，2013．）

院で臨床心理士相談の機会を設けることができれば，日常生活での具体的な対応方法などの相談にも乗ることができます．プライマリケアの特性を生かした対応が求められています．

【診断】ADHD

本症例で示された症状・所見は，ADHDに典型的なものです．このような症状・所見を見逃さないことで早期介入が可能になります．また，幼児期に四つ這いの時期がない，あるいは極端に短いといったことも，一つの特徴です．

【治療】コンサータ®

児が6歳になった時点で，コンサータ®を処方しました．コンサータ®は即効性のある薬剤です．これによって衝動が改善すれば，コミュニケーションを取りやすくなり，親も子どもも楽になり家庭内の関係が改善します．療育・教育の効果も得やすくなります．

【経過と考察】

投薬後2週間程度で多動・衝動は改善しました．併せて，当院の臨床心理士の相談も開始．甲斐あって，家庭生活もいくらか安定してきました．当初は2週間ごとの通院として経過を見て，安定してきた段階で1カ月ごとの通院としました．通院回数を減らしてからも，心理士の相談も継続しています．家庭での具体的対応，進路，集団生活の過ごし方などについて相談を受けています．

本症例は投薬が著効した例ですが，その目的は「その子の能力を最大限に引き出すこと❻」．発達障害への投薬を行う時には常にこの言葉を念頭に置いています．

❻ 市河茂樹先生（亀田総合病院　小児・新生児科）私信

## 症例3　M.S.君（8歳 男児）：小学校低学年のASD児の症例

**Point** ✓
- ASDの特性を抱えていても，一見したところは普通に見え，周りの人々からはわかりにくい場合がある．
- そのような場合，一人きりで児の問題と直面する母親の育児困難感が周囲から理解されず，孤立してしまうことがある．
- 乳幼児期に隠れていた特性が，学齢期を迎え社会生活の場が拡がるにつれて顕在化してくる．

❶ DSM-5：「相互の対人的-情緒的関係の欠落で，例えば，対人的に異常な近づき方や通常の会話のやりとりのできないこと…」

❷ 嫌なことをいつまでも覚えていてそれに固執し，突如フラッシュバックを起こして動揺するのもASDの特徴の一つである．

❸ DSM-5：「人間関係を発展させ，維持し，それを理解することの欠陥で，例えば，さまざまな社会的状況に合った行動に調整することの困難さから…友人を作ることの困難さ，または仲間に対する興味の欠如に及ぶ」

【患児】M.S.君．8歳（小学校3年生）．男児．
【初診の経緯・訴え】児は普通学級に通学していて学業成績も良いのですが，母親が育児負担感を訴えて来院しました．一見したところ普通に見えるのですが，母親によると，話が通じにくく❶，他害行為もあるとの訴えです．
【概要】①外来では終始にこやかな表情で，話しぶりもハキハキとした，明るい感じの男の子でした．しかし，母親によると，一見普通に話しているのだが，自分に関することばかりを自分勝手な解釈でベラベラと話すばかりで，幼児期から育て辛さを感じていたと言います．また，一度嫌なことがあるとそれをよく記憶しており，それが突然フラッシュバック❷して暴れ出すこともあるそうです．

　②小学校3年生になってから，スキー学校に行ったそうです．そこで雪合戦が始まりました．本人は参加したくなかった❸そうなのですが，他の子が彼に雪の球をぶつけてきました．すると児は突然切れて，ストックを振りまわしながらその子に飛びかかって行ったそうです．大けがの恐れもあるような状況でしたが，慌てて周りが止めて，その場はなんとか収まりました．本人は，その

時のことを，今でも時々思い出しては切れてしまうそうです．この事件について尋ねると，「突然雪の球をぶつけてきたその子が悪い．自分は悪くない．だからやっつけてやるつもりだった」の一点張りで聞く耳をもたない様子です．

【担当医の考え】①こういった症例では，児は一見ニコニコしていてよく喋り，勉強もよくできるので，学校では問題がないと思われています．実は内面に問題を抱えていても，それが学校など公の場では顕在化しないので，家庭での母親の苦労，養育困難感が周りから理解されず，母親が孤立してしまう場合もあります．

②社会生活の場が拡がるにつれて症状が顕在化するようになります．一般的に小学校3, 4年生頃がその時期です．このような衝動性と，白黒をはっきりさせないと気が済まない，その中間を認められない思考の硬さは自閉スペクトラム症の人の特徴です．

【診断】ASD

【治療】ストラテラ®，抑肝散加陳皮半夏

【経過と考察】ストラテラ®を投与しましたが，あまり変化はありません．併せて処方した抑肝散加陳皮半夏は味が合わなかったようで服用を止めてしまいました❹．口当たりのよい甘麦大棗湯を処方しようとしましたが，本人は「粉の薬はまずいから飲まない」❺と拒否しています．

心理士との面談を重ね，良い悪いと白黒がハッキリとすることばかりではないこと，人を殺してしまったらどうなるか，といったことについて考えてもらうように努めています．時間はかかるかもしれませんが，少しずつ柔軟な姿勢も示すようになってきているようです．

❹ 抑肝散加陳皮半夏は多少の苦味などはあるものの，甘みがありそれほど飲みにくい漢方ではない．このような反応も，感覚過敏の表れともとれる．DSM-5:「感覚刺激に対する過敏さまたは鈍感さ…」

❺ 同じ粉の薬でも，味のよいものもあるかもしれない，と考えられない点も，思考の硬さの顕れである．

## 症例4 T.V.君（9歳 男児）：小学校低学年のADHD児に見られる特徴 その1「多動衝動」

**Point** ✓

- 小学校低学年のADHD児に見られる特徴 その1「多動性および衝動性」
  - 授業中に走り回ったり高い所へ上がったりする.
  - 授業中にイライラして大声を出す.
  - 学校のルールに従わない.
  - 周囲とすぐ喧嘩になる.
  - じっとしているべき状況でじっとしていられない
  - 授業に集中できない

幼稚園の頃は明らかでなくとも，小学校に入るとこのような問題が，「不注意」と共に顕在化してくる．

❶ DSM-5:「席についていることが求められる場面でしばしば席を離れる」

❷ DSM-5「しばしば手足をそわそわ動かしたりトントン叩いたりする，またはいすの上でもじもじする」

❸ DSM-5「しばしばしゃべりすぎる．」「しばしば質問が終わる前に出し抜いて答え始めてしまう」

【患児】T.V.君．9歳（小学校3年生）．男児．

【初診の経緯・訴え】学校から受診を勧められて来院しました．学校が受診を勧めた理由は，授業中に離席❶したり大声を出したりする，学校のルールに従わない，しばしばイライラしているといったことです．

【概要】①外来での印象は，やや甘えてくる感じ，そわそわと動く様子が特徴的です．面談しても視点が定まらないで，視線が泳ぐようです．

②母親によれば，学校から言われたことは，授業中イライラして動き回ったりする❷ことが多い．発言すべき状況でないときに大声で言いたいことをまくしたてる❸ことがある．音楽の時に一人大声で歌ってしまう．「僕は」と言うことが多い．自分中心．といったことでした．この子が給食当番のとき，動作が遅かったので他の子が手伝って終わらせてしまったことがあったのですが，彼はその子に対して強く抗議をしたそうです．何を怒ったのかと訊くと，自分は配膳の作業をしたかったのだと言います．自分の作業は遅いので待っていてほしかったのに，先にやってしまった，と説明します．

③保護者は幼稚園のころからなにか他の子と違うと

思っていました．友達となじみづらく，自分中心でいわゆる空気が読めないタイプでしたが，小学校1年生ぐらいの間は目立ちませんでした．しかし2〜3年ぐらいになると周囲と衝突するようになりました．

　④国語❹と図工が得意．国語のお話作りで「怪盗パルンと仲間たち」という壮大な物語を作ったそうです．そして図工では「怪盗パルンの帽子」を作りました．それを使った「怪盗ごっこ」で友達と遊んだのですが，「帽子」の奪い合いで手加減ができず，けが人が続出して禁止となってしまいました．苦手はプール．顔を水につけるのが苦手だそうです．クラスメートと身体がぶつかると大きな声を出して怒ってしまいます．なぜ怒っているのかと訊くと，「悪いことをしたのだから相手に謝ってほしい」と言います．自分のルールがあって相手がそれを理解していないことを怒っている．弟さんとしばしば喧嘩をするのですが，負けてしまうとまた怒ってしまいます．怒る理由を訊くと，「自分の方が弟より喧嘩が弱いことが許せない」と言います．

【担当医の考え】①そわそわして落ち着かない一方で，誰かれ構わず甘えてくる感じがあるのもADHD児の特徴です．

　②このような児には暗黙のルール，といったことは通用しません．喧嘩にも自分なりの理由はあるのですが，その内在的論理は自己中心的解釈によることが特徴的です．そのことを責めても解決にはつながりません．この場合も，責めるのではなく，その理由を尋ねてみるように努めました．すると，自分は配膳作業をしたかったので，自分の作業を待っていてほしかったのだが，先にやってしまったことが不満だと言います．自分が相手を待たせた，という感覚はありません．この論理をいったん認めることから始めることが必要です．

　③幼児期にはあまり目立たない特徴も，小学校2〜3年

❹ 得意・不得意科目を尋ねてみることは，認知の偏り・特異的学習障害の診断の手掛かりとなる．

ぐらいになると周囲と衝突するなど，問題が顕在化してくるようになります．逆に言えば，幼児期に発達障害を早期発見することは困難な場合が多いのです．しかし，気になった子どもについては，小さなときから経過を見てあげることが大切です．その際に，いずれ顕在化することもあり得ることを，機会があれば保護者に伝えるようにします．このような対応ができるものプライマリケアならではと言えるでしょう．

　④水に触れることや，身体的接触が苦手なことの背景には感覚過敏があることが考えられます．感覚過敏は，発達障害児の特徴の一つです．クラスメートや兄弟との喧嘩では，自分なりのルールがあって相手がそれを理解してくれないことを怒っているのですが，その自分なりのルールが世間とずれていることが理解できないのです．何度か面談を重ねて❺，児の考えも受け入れつつ話を聞いて信頼関係を築くことが重要です．その上で，少しずつ社会の規則を説明していくことにしています．

【診断】ADHD
【治療】ストラテラ®内服液

　この児は cap 製剤内服が苦手でしたので内服液を処方しました．液剤はそのような児に対して用いるのに便利です．

【経過と考察】ストラテラ®内服液を1週間ごとに増量，4週間で維持最大量としました．この間，特に問題なく内服が可能でした．多動・衝動・不注意は徐々に改善し，次第に人の話を聞けるようになってきています．落ち着きが出てきて，人の話を聞けるようになると，教育・学習・療育の効果が上がり，家庭での親子，兄弟関係も改善してくるものです．また，学校でも加配❻を受けられるようになり，学習も徐々に軌道に乗りつつあるようです．

---

❺ 当院では，時間をかけた面談は臨床心理士が担当する．

❻ 加配（かはい）教員，教育困難対策などのために，文部科学省が公立学校の教員定数に上乗せして配置する非常勤の教員．

## 症例5 W. W. 君（8歳 男児）：小学校低学年の ADHD 児に見られる特徴 その2「不注意」

**Point** ✓

- 小学校低学年における ADHD 児に見られる特徴　その2「不注意」
- 忘れ物，無くし物が多い．
- 特に大切なものを忘れてしまう

幼稚園の頃は明らかでなくとも，小学校に入るとこのような問題が，「多動衝動」と共に顕在化してくる．

【患児】W. W. 君．8歳（小学校2年）．男児．

【初診の経緯・訴え】忘れ物や無くし物が非常に多いことから，学校の先生に勧められて来院しました．母親は受診の必要性をあまり感じていない様子でした．

【概要】①学校では忘れ物や無くし物が非常に多い❶ことを指摘されています．なかでも重要なプリントや連絡帳など，大切なものを持ち帰ったり，持っていったりすることを忘れたり，無くしてしまいます．母親が毎朝，持ち物をそろえてあげても，ランドセルを持っていくこと自体を忘れてしまうこともあります．本人に困り感はなく，先生に怒られてもなぜ怒られたのか理解できない様子です．

②学校では授業中に急に立ち上がって❷廊下に出て行ってしまったり，家庭でも❸食事中に立ち歩きます．幼児期にも突然走りだしたりすることがあり，交通事故にあいそうになったり，迷子になったりすることも多々ありました．

③今回，学校の先生の勧めに応じて初めて来院．母親は，お子さんについて少しおかしいとは感じていたが，家庭ではさして困り感もないので，あまり気にしていなかったと言います．小学校1年生のときに先生から療育を勧められましたが，母親のパートなどの関係で時間が取れず，受けることができずに過ごしてきたそうです．

❶ DSM-5：「課題や活動に必要なものをしばしばなくしてしまう．」「しばしば日々の活動で忘れっぽい」

❷ DSM-5：「席についていることが求められる場面でしばしば席を離れる」

❸ DSM-5「症状のうちいくつかが2つ以上の状況において存在する」

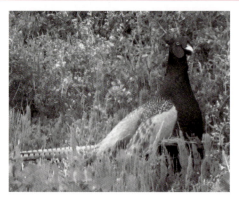

野生のキジ

④診察室での W.W. 君は，回転する椅子に乗ってぐるぐる回っているのが非常に楽しそうです．また，話しをしていても視線が定まらず，いつもきょろきょろ❹している感じです．しまいに，窓の外から"ケンケン"とキジ❺の鳴く大きな声がしたところ，W.W. 君は窓辺にかけ寄って行ってしまいました．

【担当医の考え】①単に忘れ物をしたり，物を無くしたりすることは誰にでもあることです．「大切な」物を，「しばしば」忘れる・無くすことがポイントになります．また，「なぜ怒られたかわからない」というのは発達障害の人の特徴です．周囲はその態度にまた怒りを抱いてしまいますが，怒っても問題は解決しません．

②幼児期から ADHD の兆候が顕れていたことがうかがわれます．より早期の発見・治療が望まれた症例です．

③家庭では小さな時から児の特徴を受容しているため，その行動を問題として意識していない場合があります．

④待合室，診察室での行動観察は非常に重要です．短時間でも本人の自由にさせて様子を見ると，同年齢の子どもと比べて際立った特徴が見えてきます．

❹ DSM-5:「しばしば外的な刺激によってすぐ気が散ってしまう」

❺ 千葉・外房の自然あふれる筆者のクリニックの近くには野生のキジも来る．

【診断】ADHD

　忘れ物が多い，集中力を欠く，こういったことは誰にでもあることです．しかし，大切なものをしばしば忘れたり無くしたりする．じっとしているべき場面で立ち歩いてしまうのがADHDの特徴です．そして，保育園などではあまり特別視されなかったこのような特徴が，小学校に入学すると問題として顕在化してくるのです．

【治療】ストラテラ®，六君子湯

【経過と考察】ストラテラ®の服薬をはじめて3カ月ほどでだいぶ症状が落ち着いてきました．六君子湯は再診時に食思不振を訴えたため，その対策として処方したものです．ストラテラ®，コンサータ®による食思不振には漢方方剤が有効です．本症例で投与した六君子湯のほか，小建中湯，安中散などでほとんど継続できるようになります．なお，食思不振の確認は，服用開始後2〜4週の脱衣による体重測定によって行います．

　また，この症例では初診で両親と本人の納得が得られたので投薬を開始しましたが，そのような事例ばかりではありません．投薬の適応となると判断した症例では，初回面接時にそのような方法があることを説明し，両親と本人の納得を待って投薬を開始することが必要です．

## Column　同じ「ブーム」を持ってみる

　ASDの児には「マイブーム」ともいえる，ひとつのことに熱中する特性があります．ある児は昆虫に熱中し，漢字に熱中し，鉄道に熱中します．長じてからも時刻表を暗唱できる人もいます．

　発達障害を持つ5歳の男の子を育てる母親からこんな話を聞いたことがあります．彼女の家の近所には，いつもお子さんと手をつないで通るT字路があります．この曲がり角を右に行けば公園，左は駅です．公園でお子さんが苦手な鉄棒の練習をさせようと，お母さんは路地を右に曲がろうとするのですが，お子さんは必ず左に行きたがります．鉄棒の練習は大嫌いですし，電車に強い興味を持ち始めた彼は，駅が大好きなのです．

　いつもは無理やりにでも公園へと向かう母親でしたが，ある日ふと，お子さんにひかれるまま，T字路を左に曲がりました．お子さんは一瞬意外そうな表情を見せましたが，勢い込んで駅へと向かいます．やがて駅には，ホームの端に立って行き来する電車をジーっと見つめ続ける彼と，つまらなそうに，でも温かい目でそれを見守る母親の姿がありました．彼女も，泣き叫んで嫌がる彼に無理やり鉄棒をさせることに疲れたのでしょう．それからは，毎日2人はT字路を左に行くようになりました．

　そんなある日，母親はふと思いました．子どもと同じように電車に興味を持ってみようかと．ともに電車を眺め，電車の図鑑を読み，電車に詳しくなろうと努力しました．先頭の車両に"クモ○○○"と書かれているのは，運転台付きの電動車であることを示すことも知りました．だんだん，彼と一緒に駅に行くことが楽しくなってきました．時々お子さんと電車の話をすると，彼がいかに電車に詳しいかがよくわかります．未だ字が読めないはずなのに，電車の名前はわかるのです．消しゴムでもクレヨンでもなんでも，与えると電車に見立てて遊んでいる姿も，以前より好ましく思えるようになってきました．一緒に牛乳パックで電車のおもちゃを作りました．幼稚園でも彼はそれを作りました．彼にとってただひとつ，幼稚園で褒められた作品になりました．

　ASDで，何かに熱中してこだわりの強い児と接するとき，彼らと同じ興味を持つと楽しく付き合えるようになります．子どもと同じ「ブーム」を持ってみること．この親子に教わった子育てのコツです．

## 症例6　T.W. さん（12歳 女児）：ASD児の身体症状としての遺糞への対応

**Point** ☑
- ASD児の身体症状として良く見られる遺糞・遺尿の背景には「便秘の悪循環」が存在する．
- 便秘の最も有効な治療法は，連日排便させることである．
- 合併する身体症状を治療できることは，一般小児科医が発達障害を診療するメリットの1つである．

【患児】T.W. さん．12歳（特別支援学校通学中）．女児．

【初診の経緯・訴え】患児は長らく特別支援学校と福祉施設に通院してきました．最近，遺糞・遺尿の問題が深刻になり，当院を受診しました．

【概要】①言語による対人コミュニケーションはほとんど不可能で，発語も意味がある単語にはならず「ワーッワーッ」とわめいているだけ❶のように聞こえる状態です．上肢を振る，身体を細かくゆする❷などの常同運動が常にみられます．

②遺糞・遺尿があり，難治性便秘を抱えています．

【担当医の考え】①対人コミュニケーション困難，常同運動，感覚過敏が揃った典型的なASDの症例です．このようなASD児に合併する身体症状に対して，医療の必要性は大きいです．

②難治性便秘はASD児によくみられるものです．排便痛などをきっかけに，排便に対する忌避感が強くなり，排便を我慢してしまうことが重なって起こります．排便を避けた結果，腸管内に多量の便塊が滞留し，それが腸管の慢性的な拡張をきたして排便のfeed backを阻害します．すると，便意を催さなくなります．そこでさらに

❶ DSM-5「相互の対人的-情緒的関係の欠落で，例えば…通常の会話のやりとりのできないことといったものから…社会的相互反応を開始したり応じたりすることができないことに及ぶ」

❷ DSM-5「常同的または反復的な身体の運動」

便塊が滞留する…．これが，「便秘の悪循環」です❸．そして，固く滞留した便塊の周囲から水様性の便が漏れ出ること，排便の感覚が低下していることによって，遺糞が生じます．

遺糞と，その背景にある便秘の治療として最も有効なのは，言うまでもなく連日の排便です．極端に言えば，連日浣腸して便を出し続ければやがて治癒します．しかし，年長児に浣腸を行うことには困難が伴います．

【治療】当院における難治性便秘の治療手順を以下に示します．

1．腹部レントゲン撮影を行う．多量の便塊が写っている様子を保護者に示し，病態を理解してもらう❹．

2．外来でスタッフが浣腸（グリセリン浣腸．オリーブ油を混ぜる場合もある）を行う．保護者にも見せ，手順を覚えてもらう❺．排便後，便性をスタッフが確認し写真に残す．滞留した便は黒くて固く悪臭がある．

3．当初は，連日浣腸のために通院❻してもらう．

4．処方は筆者の場合，調胃承気湯❼ないし大黄甘草湯が第一選択．次に大建中湯，小建中湯，ラクツロース，マグミット®の組み合わせ．ラキソベロン®は腹痛を惹起することが多いので可能な限り使用しない．

便が出れば便秘は治ることを説明します．本人が排便を極端に我慢していることが，便秘の要因であると理解してもらうことが重要です．排便の感覚を体験してもらい，排便を嫌でなくすことが治療の目標です．

【経過と考察】排便管理は日常生活において必須です．ASDの児ではしばしば難治性の便秘を合併します．腹痛・食思低下・さらに遺糞へと進展すると，事態は深刻になります．便秘管理の要諦は，まず排便への忌避感をなくすこと，そして腸管内の便をいったん空にすることです．便秘治療には漢方薬❽の導入とスタッフによるまめな個別指導が効を奏します．

---

❸ 日本小児栄養消化器肝臓学会ほか，編．小児慢性機能性便秘症診療ガイドライン．診断と治療社，2013．

❹ 難治性便秘の場合，本人も保護者も，「毎日便は出ている」「毎日トイレに行かせている」と言うことが多い．しかしそれは，溜まった便の間からゆるい便が漏れているだけなのである．

❺ 自宅でもできるようにしてもらう．便性も一緒に確認してもらい，病態の理解につなげる．

❻ 自宅での浣腸が困難な場合は，しばらく浣腸のために通院してもらう．

❼ 大黄甘草湯に芒硝（硫酸ナトリウム）を加えた方剤．大黄甘草湯よりも軽症の患者さんに適応があり，使用しやすい．

❽ 西洋薬の緩下剤は腸管を無理やり動かすもので，腸管が動いても便塊が動かないために腹痛を伴う．漢方薬は腸管下部から腸管蠕動を促進させ，自然な排便を促す．また，便意が低下することもない．

発達障害児に合併する身体症状を治療することができるのも，一般小児科医が発達障害を診察することの利点と考えます．

## 症例7　B.N. さん（8歳 女児）：発達障害の診断告知の難しさが際立った症例

**Point**
- 保護者が子どもの発達障害診断を受け入れ難い状況にある場合，診断告知は微妙な問題をはらむ．
- 診断にあたっては，家庭での様子と学校での様子を，保護者と学校からそれぞれ別個に聞くことが有効である．
- 診断はあくまでもそれが児のために必要である場合，児にとって利点があるときに限って行う．

【患児】B.N. さん．8歳（小学校2年生）．女児．

【初診の経緯・訴え】学校から当院を受診するように言われ，母親が児を連れて来院しました．受診勧奨の理由として学級担任から指摘された点は以下の通りでした．

1. 落ち着きのなさ
2. チック症状❶
3. 指示に従わない
4. 物音を立てて授業を妨害する

外来での観察でも，多動であることが見てとれました．しかし，母親は学校からの指摘に納得できない様子です．

【概要】①この子の兄に発達障害があり，母親は発達障害に関して一定の知識を持っています．母親は，本児に関しては学業で困っているわけでもなく❷，家庭でも生活に支障はないため，発達障害であると認めることはできず学校からの指摘には納得できないと，かなり腹を立てている様子❸です．

②学校からは，学級担任と支援学級の教員の双方から，発達評価が必要とする指摘も受けたそうです．これについても母親は納得をしていませんでした．

【担当医の考え】①発達障害を持つお兄さんを家庭で受容

---

❶ 舌打ち，咳払い，瞬きなどを繰り返す症状．また，吃音も時にみられる．DSM-5：「チックとは，突発的，急速，反復性，非律動性の運動または発声である．」

❷ 学業に関する質問をしても，「自分の子どもは勉強ができない」と答える保護者は少なく，実態はわからないことが多い．学校側も暴力や迷惑行為とは異なり，児の学業について保護者に注意を促すことはあまりないのではないか．

❸ 学校から指摘された場合のほか，集団検診で異常を指摘された場合等にもこのような反応が見られることがある．集団の場でスクリーニングすることは有用だが，告知することは微妙な問題をはらむ．

していることもあり，家庭での困り感がほとんどないことがうかがえます．このような場合，まず保護者に児の学校生活での状況を理解してもらう必要があります．また，学校と対立しても不毛であることを伝え，児にとってどうすることが最良かという原点に立ち戻ってもらえるよう，保護者と話しあう必要があります．

② 学校からの指摘で当院を受診するケースは増加の一途を辿っています．その背景には，学校側が児の問題行動に対して対応不能となっていることがあるという印象があります．また，学校から発達評価を行うよう要請を受けることもありますが，児の発達評価は家族からの要請・同意があって初めて行うべきもので，学校からの要請で行うものではないことを明確にしておく必要があります．

【診断】ADHD

症状は極端ではありませんが，ADHDといえる症例でした．外来でも，落ち着きがなく，走り回り，椅子をくるくる回し続けています．診断にあたっては，家庭での様子と学校での様子を，保護者と学校担任から❹それぞれ別個に聞くことが有効です．家庭でも学校でも同様の症状が見られれば，ADHDと診断できます．

【その後の対応】後日改めて担当医，臨床心理士と母親とが面談しました．

当院から母親に伝えた内容は以下のようなものでした．学校との対応の仕方が話題の中心となりました．

1．学校と争っても不毛であること．子どもへの支援が必要であるかどうか見極めてみることの提案．
2．学校での状況を客観的に把握するために，情報を集めること．
3．心理士の評価に照らしても，学校からの受診勧奨の理由となった多動・衝動のために，勉強に支障が生じている可能性があること．それに伴って，児へ

❹ 学校からの情報収集にあたっては保護者の同意を得ること．

の支援が必要な場合も考えられること．
4．発達評価は，家族の同意があって初めて行うものであること．学校からの要請で行うものではないこと．
5．診断は，あくまでもそれが児にとって必要である時，利点があるときにのみ行うものであること．

【経過と考察】その後時間をかけて母親が児の学校生活の実情を理解し，支援・介入が児のためになるとほぼ納得できました．投薬を開始して，比較的良好な経過を辿っています．

　学校と家族そして医療機関との間で，齟齬が生じるのはよくあることです．別の視点から情報を集めること，問題の犯人捜しをするのではなく，児にとって最適な選択肢は何か，という視点に立ち戻って対応する❺ことが重要です．保護者の立場にも引きずられることは好ましくないので，時には学校側から直接（家族の同意のもと）話を聞くことも必要となります．

---

❺
医療者と教育従事者の間での討議は，往々にして話がかみ合わない．何より，医療者は現場の事情を最優先するが，教育従事者は全体の枠組みに縛られているように思える．お役所仕事，といっては言い過ぎか．ニコラス・ルーマンの規範的予期類型と認知的予期類型を思わせる．双方ともに社会に必要であるのなら，互いの文脈の相違を前提として，具体的な目標を設定して討議することが重要であろう．

## 症例8 D.T.君（12歳 男児）：より早期に治療を開始することが適切だったと思われるADHD児の症例

**Point** ☑
- 薬物治療開始時期の検討は，経過を見ながら随時柔軟に行う必要がある．
- 薬剤により，患児の反応が大きく異なる場合がある．個別性を踏まえて柔軟に判断することが求められる．

【患児】D.T.君．12歳（小学6年）．男児．

【初診の経緯・訴え】多動，衝動，不注意による学業成績不振で受診しました．学業への影響を慮り，保護者は投薬を希望しています．保護者は発達障害についてよく調べた結果，ご自分のお子さんには投薬が必要なのではないかと考えるようになりました．以前，精神科の専門機関に通院していたのですが，担当医は投薬の必要はないとの意見だったそうです．思い悩んだあげく，当院を受診しました．

【概要】①児は幼児期から多動が目立ち，3歳で遠方の専門機関を受診し，発達障害（ADHD）との診断を受けていました．それから小学4年になるまで通院を続けてきましたが，担当医の判断で，投薬は行われませんでした．

②これまでも，多動・衝動は認識されていましたが，小学校から学業について特段の指摘を受けることはなく，4年生ぐらいまでは，家庭でも特に支障はないと考えていたと言います．しかし，複雑な文章の理解が困難であるなど，だんだん周囲の子どもとの差が明らかになってきたそうです．小学校6年生になった今年，いよいよ学校の授業についていけなくなり，親御さんは大変心配されています．

【担当医の考え】①担当医の姿勢によって児のおかれる状

況は大きく変わります．特に，投薬適応に関する検討は慎重かつ十分に行う必要があります．精神症状への投薬への忌避感が，投薬を躊躇させていると思われますが，児の利益を最優先に考えるべきです．

　②これまで学校からの指摘もなかったそうですが，実際に問診してみると以前から学業に困難を抱えていたことがわかりました．前医はその点には注目しなかったようですが，そこには地元に密着し，教育施設の具体的な状況を把握しているプライマリケア医と，専門施設の医師との感覚の相違が影響しているのかもしれません．診察の度に，毎回あまり変わりがないように見えても，ご家族の訴えには微妙な変化が隠されていることもあります．漫然と経過観察を行うのではなく，刻々と変化する児の状態を踏まえ，ご家族の不安を汲み取って，最適な治療や療育を提案することが必要です．本症例は，最初の診断時には投薬の必要がなかったとしても，随時その必要性を再検討すべき事例だったと考えます．

【診断】ADHD
【治療】甘麦大棗湯を処方．
　　　　　↓　苛立ちには有効であったが，集中力の回復には至らなかった．
　　　ストラテラ®を処方．
　　　　　↓　「かえっていらいらする」と訴えあり．
　　　コンサータ®に変更．
　　　　　　　飲んでいると落ち着く❶．
　　　　　　　中断している時期は，学校でも指摘されるほど多動・衝動性が出てしまった．

【経過と考察】コンサータ®の著効例であり，ストラテラ®との感受性の相違が示されました．薬剤への感受性を予測する因子の研究は最近になって報告が多くなっていま

---

❶ この児の場合には，「頭がシーンとしている」と表現してくれました．

す．しかし，実際の臨床では確実に予測することは困難なので，反応を見極めながら柔軟な処方を行うことが重要となります．

## 症例9　C.D.君（13歳 男児）：スクールカウンセラーの勧めで受診し治療が奏効したADHD児の症例

**Point** ✓
- 発達障害への理解が深いスクールカウンセラーが，医療的に問題を解決するに際してのキーパーソンとなることがある．
- 注意欠如・多動症について，最少量の薬剤でも非常に有効なことがある．

【患児】C.D.君．13歳（中学1年）．男児．

【初診の経緯・訴え】中学校に進学してから，勉強についていけなくなったことを主訴に来院しました．小学校では個別の授業をときどき受けることがあったそうですが，困るほどではなかったそうです．しかし，中学に入ってから成績は急落してしまいました．困った母親がスクールカウンセラーに相談したところ，当院を受診することを勧められたそうです．

【概要】①外来での児は，受け答えもはきはきとしており，どこにでもいる活発な少年という印象でした．しかし，学業面での悩みは深いようです．特に漢字の書き順を憶えることや，文章題を理解することが苦手だそうです．自宅で母親もつきっきりで面倒をみているのですが，教えるそばから忘れてしまうのだと言います．本人にもやる気はあり，取り組もうとする姿勢は見せるのですが，勉強中もときどき，心ここにあらずといった様子で，母親が話しかけても気づかない❶こともあるそうです．

②遡って話を聞くと，小学校に入学するぐらいまでは，突然道路に飛び出して車に轢かれそうになる，といったことがあったそうです．そのような極端な挙動は，年齢と共に影をひそめるようになりましたが，今度

❶
DSM-5:「直接話しかけられたときに，しばしば聞いていないように見える」

は忘れ物が目立つようになってきたそうです．教科書や教材などはもちろん，学校からの手紙や連絡事項なども忘れてしまい，必要なものを母親が慌てて学校に届けるといったこともしばしば起こりました．実は小学校でも，長い文章が理解できない，数字を書く際に桁が乱れてしまうために縦書きの筆算が苦手，といった傾向は現れていたようなのですが，そんなものだろうと思って過ごしてきたそうです．

【担当医の考え】①一見したところからは，生活に支障を生じるような多動・衝動や不注意はうかがわれません．しかし，努力しているのに出来るようにならない，極端にボーっとしてしまう，といった，学業にまつわる深刻な話を聞いていると，単に勉強ができない子ども，として片づけてしまってはいけない症例のように思われます．スクールカウンセラーの先生も，成績不振の背景に不注意の存在を感じとって受診を勧めたのでしょう．

②明らかに乳幼児期には多動・衝動が見られた様子ですが，成長と共に自然に落ち着いたものと考えられます．忘れ物，特に大切なものを忘れる❷のはADHDの不注意の代表的な症状の一つです．多動が目立つ子どもについては，学校生活での問題も大きいので，学校も親に対して指摘をすることが多いですが，不注意優位型の子どもについては見過ごされがちです．

【診断】ADHD

【治療】コンサータ®を最低維持用量で処方

服用開始から4, 5日で変化が見られました．今まで何だったのだろう，と思うくらい集中力も出てきたそうです．本症例もコンサータ®著効例でした．

【経過と考察】服薬を開始してから4週後の来院時に，食欲が少し落ちてきた，とのことだったので，用量を維持し漢方薬（六君子湯）を処方しました．しかし，本人はコンサータ®の増量を希望しています．「体重を考えれ

❷
DSM-5：「課題や活動に必要なもの（例：学校教材，鉛筆，本，道具，財布，鍵，書類，眼鏡，携帯電話）をしばしばなくしてしまう」

ば，あと3，4段階は増やせる」と話してはいますが，今後経過を観察しながら，必要に応じた増量を検討する予定です．

　投薬の結果，学習にも身が入るようになり，その成果は目に見える形で出てきている様子で，外来で母親が嬉し涙を浮かべるような場面も見られました．本症例では小学校時代から治療の適応はあったと考えられます．より早く治療を受ける機会が得られていれば好ましかったのでしょうが，中学校に入っていよいよ問題が顕在化したときに，発達障害とその治療について理解のあるスクールカウンセラーに巡り合えたことは幸運だったと言えるでしょう．

## 症例10 A.T.君（8歳 男児）：保護者との信頼関係構築後に治療的介入が可能となった症例

> **Point** ☑
> ・投薬治療が必要と判断しても，保護者が拒否的な場合には拙速な対応は禁物．
> ・信頼関係を構築し，両親の納得を得た後に治療的介入を行う．

【患児】A.T.君．8歳（小学校3年生）．男児．

【初診の経緯・訴え】多動，衝動，学校でのトラブルなどを理由に，学校から受診を勧められたそうです．両親と児の家族3人で来院しました．

【概要】①学校の先生からも「発達障害ではないか」と言われたとのことで，半ばそのような診断がされることを予想して来院した様子でした．しかし，両親とも必ずしもそのことに納得していない様子です．

②特に見るからに職人気質と言った感じの父親は，診察室でもイライラした様子を隠さず，斜に構えた態度をあらわにしている感じでした．母親によれば，来院前に投薬治療の可能性などについて話し合った際，父親が「子どもに薬など飲ませたら性格が変わってしまう」と激昂する場面もあったそうです．

【担当医の考え】①最初の面談での診察室での児の様子，家族から聞き取った学校や家庭での状況などを踏まえるとADHDと診断でき，投薬が有効と判断されました．しかし，両親の心情を考えると，この段階で投薬を開始することはできないと考えました．

②家族内に児と性格がよく似た人がいることは多く見られます．この父親も衝動的で自己中心的な部分があり，ADHDのスペクトラムのように思われました．面談を重ねて信頼関係が構築されてきたら，家族歴を聴取す

る必要もありそうです．

**【診断】ADHD**

**【治療】**上記の通り両親の納得が得られるまで投薬は開始できません．初回面談では，「投薬によって衝動や多動を改善することが可能であること」「投薬の目的は，多動衝動を抑え，本人の能力を最大限に引き出すことにあること」を伝え，改めて家族の間で，投薬治療について話し合ってほしいとお願いしました．当面，定期的に来院して，心理士の相談を受けてもらうことにしました．

**【経過と考察】**その後，学校でのトラブルが続き母親は何とかしてほしいとの希望を強く持つようになりました．児の他害行為による苦情が他の家庭から持ち込まれることが数回に及んで，父親も認識を変え，両親とも投薬を希望するようになりました．

　この段階でストラテラカプセル® を開始．内服開始後4週間ほどで維持量に達しました．食思低下の副反応もなく，だんだんと落ち着いて，人の話も聞けるようになりました．児には著明な変化があり，家庭内も落ち着いてきています．

　このように症例によっては，心理士の面談などを通じて信頼関係を構築しつつ，機が熟すのを待つことも重要です．

# K.T.君（12歳 男児）： 思春期を迎えた本人の意志で投薬を中止した症例

症例11

### Point ☑
- 思春期を迎え自立心が芽生えた患児には，その年代特有の問題が生じる．
- プライマリケア医の役割は，自立心を尊重しつつ患児と医療との接触を保ち続けること．
- 治療の中心は心理面談．専門職たる心理士が，医療の中で役割を果たせる環境づくりを．

【患児】K.T君．12歳（中学1年生）．男児．

【初診の経緯・訴え】精神科の専門施設にてADHDの診断を受け，かねてから同院でコンサータ®の投与を受けていました．当初はストラテラ®を服用するも効果なく，コンサータ®に変えたところ著効したそうです．投薬を開始するまでは，忘れ物がひどく，本人の他害行為，同級生からの暴力など小学校生活でも困難を抱えていましたが，治療開始後はそれらの問題もなくなり順調に推移しているそうです．中学入学に伴い，自宅にほど近い当院への転院を希望して受診されました．当院でもコンサータ®による治療を継続することとしました．

【概要】①話を聞くと中学校に進学してからも学校でのトラブルは特になく，テニス部に所属して毎日夕方まで部活動にも励んでいるそうです．学校での成績は中の上程度で，先生からも特に指摘などを受けることもないと言います．しかし，心理士との面談などでは，斜に構えて正面から他人の話を受け止めていないという印象があります．

②中学1年の夏休みが終わった頃から，本人が服薬を中止したい，と訴え始めました．薬を飲まなくても自分

は大丈夫だと言うのです．その一方で，話が成績に及んだりすると，「なんで勉強をしなくてはいけないのだ」「勉強をして良い成績をとっても自分にはメリットがない」などと言います．母親の，「学年で3番になったらパソコンを買ってあげるって言っているじゃない」という言葉にも関心を見せるそぶりはあまりありません．

【担当医の考え】①前医から投与を続けているコンサータ®が著効していることもあり，ADHDに特有の症状はすっかり影を潜め，学校生活にも順応している様子です．知能検査によればIQも高く，中の上という成績は本人の能力からすれば，さして勉強をしていないことの表れとも言えます．斜に構える感じは，対人面の不器用さ，社会性の弱さの表れです．社会的な態度が未熟なので，学校でも，もし何か問題が生じると不登校などにつながってしまう危うさを感じさせます．

②全体的に無気力な印象が否めません．早期の薬物による治療が著効し，両親の適切な関与もあって比較的順調に成長してくることができたのですが，思春期を迎えて特有の問題に直面し始めた様子です．投薬を中止したいという意志も，自立心の芽生えからくるものでしょう．社会性の弱さを心配する心理士からは，現時点での投薬の中止は危険であるとの意見もありました．

【診断】ADHD

【治療】熟慮の末，コンサータ®の投薬は中止することとしました．

環境が変化する時期はそれだけでも危険をはらんでいるので，治療方針を変えることは避けなくてはいけません．特に投薬を中止してはいけない時期として，中学入学，高校入学といった節目をあげる❶見解もあります．しかし，本症例では中学に入学してからすでに半年ほど安定した状態が続いていました．いつまで投薬を続けるべきかについて，明確な基準は今のところありません

❶ 岩崎信明先生（茨城県立医療大学 保健医療学部）の講演（2015. 茨城県土浦市）から

が，本人が「中止しても大丈夫」と言えることは1つの目安に違いありません．

【経過と考察】投薬は中止しましたが，心理士との面談は2, 3カ月に1回のペースで続けています．このようなケースでも，医療との接点を断ってしまうことは危険であり，医療と患児・その家族との接点を保ち続けるのがプライマリケア医の大きな役割です．児は，相変わらず覇気が感じられない状態で，いまのところ高校進学の意志もありません．休日は終日ゲームに明け暮れ，将来はゲームクリエーターになると言っています．平日の朝も遅刻ギリギリまで布団から出てこない生活だと親御さんも心配そうですが，部活動も続いており，昼夜逆転に至ることもなく，学校生活も普通に送れているようです．

一方で心理士との面談には比較的素直に応じるようになってきており，最近ではちょっとした悩みごとなども口にするようになってきたそうです．心理面談は心理士という専門職の職分であり，それを医療の中で行うことで，いざとなれば医師に連絡をとり，すぐに医療的な介入ができる状況を保つことができます．専門職たる心理士が医療の中で役割を果たせる環境作りが求められています．

## 症例12 T.J.君（8歳 男児）：母親に困り感がなく，投薬を中断して経過観察となった症例

### Point ☑
- 学校などから問題を指摘され，ADHDと診断しうる場合でも，本人や保護者にそれほどの困り感がない場合がある．
- 上記のような症例では，投薬の判断は慎重に行う必要がある．

【患児】T.J.君．8歳（小学校3年生）．男児．

【初診の経緯・訴え】学校から受診を勧められて来院．忘れ物が多く落ち着きがないことが主な理由でした．しかし，児本人も保護者も，生活に対して，あまり困難感は持っていないようでした．

【概要】①学校生活で指摘された特徴は以下の通りでした．

- 連絡帳をランドセルに入れたことを母親と共に確認して登校するが，提出するのを忘れる
- 文房具をしばしば忘れる，無くす❶
- 文字が乱雑
- パズルが苦手
- 勉強は普通
- 体育が苦手
- チームプレー❷，団体行動にうまく適応できない
- 座っていても体が横を向いてしまいがちで，落し物が多い❸

②家庭生活について母親が話してくれた特徴は以下の通りです．

- 身支度に時間がかかる（途中で他のことに気を取られてしまう）
- 持ち物の管理ができない，忘れ物が多い
- 水を極度に嫌がる❹，体に触れられることを嫌がる

---

❶ DSM-5：「課題や活動に必要なものをしばしばなくしてしまう」

❷ DSM-5：「しばしば自分の順番を待つことが困難である」「しばしば他人を妨害し，邪魔する」

❸ 落し物の原因が協調運動障害にある場合がある．運動企画（身体を動かす際の，動作イメージを作り上げていく能力），眼球運動に困難があるかを検討する．視知覚認知問題については，リサAカーツ/著，川端秀仁/監訳．発達障害の子どもの視知覚認識問題への対処法．東京書籍，2010．

❹ 水を極端に嫌がる，体に触れられることを嫌がるといった場合は，その背後に感覚過敏があることが多い．

③学校でも家庭でも，①②のような状況であることが聞きとられたのですが，本人はもちろん，母親にもこれといって困っているといった様子は見られません．母親自身も忘れ物や無くし物をしてもあまり気にしないタイプのようで，むしろ，学校の先生が何を心配されているのかよく理解できないが，受診を強く勧められたので来院した，という態度でした．

【担当医の考え】①②これらの症状から，協調運動障害と感覚過敏の特徴を見いだすことができます．多動，衝動，不注意の各症状が揃っており，ADHD と診断できると考えます．まだ小学 3 年生なので学校からも「勉強は普通」との指摘しかされていませんが，今後，学業に影響が出て来ることも予想されます．治療の適応のある ADHD と考えました．

　③母親に困り感，病識がないことが本症例の一つの特徴でした．しかし，ADHD と診断でき，治療の適応と考えられる症例であること，投薬によって期待されるメリットなどについて説明を行ったところ，母親は素直に耳を傾けてくれました．

【診断】ADHD

【治療】ストラテラ®

　治療開始当初の経過は良好で，学校でも家庭でも落ち着きが出てきたとのことでした．

【経過と考察】上記の通り治療経過は良好でしたが，症状が落ち着くにつれ，逆に母親が投薬に対する疑問を口にするようになりました．治療の必要性を理解してくれたものと受け止めていたのですが，残念ながらそうではなかったようです．いったんは納得したものの，時間が経つにつれて疑問が頭をもたげてきた様子でした．結局，その後，投薬を中断することにしました．しかし，月に 1 回程度の通院は続けてもらい，経過観察となっています．このようなケースでも医療との接点を最低限維持し

ておくことはプライマリケアの務めと考えています．
　症状から ADHD と診断できる場合でも，家庭によっては困り感があまりない場合もあります．投薬の判断については，より慎重な考察が必要な症例でした．

## 症例13 T.M. 君（8歳 男児）: 憔悴する母親の負担感を軽減することに主眼を置いた症例

**Point** ✓
- 父親の協力が得られず，育児困難を母親が一人抱え込んで憔悴している例は多い．
- 環境整備によって母親の負担を軽減することが必要．
- 相談先・療育施設などを具体的に紹介できることがプライマリケアの強み．

【患児】T.M. 君．8歳（小学校2年生）．男児．

【初診の経緯・訴え】他害行為によるトラブル，家庭内での暴力❶などに憔悴しきった母親が，発達障害の可能性を考え，当院のホームページを見て，子どもと夫を伴って来院しました．

【概要】①診察室に入ってきても，父親はポケットに手を突っ込んだまま，ふてくされた顔つきで立ちつくしており，椅子を勧められても座ろうともしません．かたや母親はほとんど泣き出しそうな表情で，児の手を引いて入室してきました．母親は，これといって相談するあても❷なく，学校に話しをすることもできず，藁にもすがるような思いで来院したと言います．

②乳幼児期について訊いたところでは，母親には児がハイハイをするところを見た記憶がない，歩けるようになったとたんに突然駆けだして驚いた，といったことはあるそうですが，特に育児困難感はなかったそうです．幼稚園に通うようになってからも，年中の頃までは，先生から特に困ったことがあるとの指摘を受けることもなかったと言います．

③しかし，幼稚園の終わりごろから他害行為が目立つようになり，衝動的に友達を蹴ってしまったりすること

❶ これまでは育児困難として扱われていた事例．「発達障害」という疾患概念ができたこと，ある程度投薬による介入が可能であること，などから保護者の負担は軽減可能となる．

❷ 相談先は未だ少ないのが現状．日常生活の中で，どこに相談したらよいかわからない．かかりつけ医の機能を発揮するべき場面である．

がある，といった注意を先生から受けることも頻繁になってきました．本人は，何かについて注意を受けると，それをずっと怒っていて気持ちを切り替えることが難しい様子で，物にあたったりすることもあるそうです．小学校に入ってからは他害行為も頻繁になり，学校にいる間は比較的おとなしいのですが，放課後の公園で友達と取っ組み合いの喧嘩になるようなこともしばしばあると言います．最近では同級生の親から，母親がかなり強い調子で非難を受けることも重なっているそうです．しかし，そのような苦情に対しても父親は全く関心を示さず，その対応も母親に任せきりで，家の中が騒がしくなると「うるさい！」と切れ，ふらっと家を出てパチンコに行ってしまったりするそうです．

【担当医の考え】①このように母親に連れられて家族が来院するケースでは，父親がふてくされていることが多くあります．わずらわしくてやっていられない，という感じを隠そうともしません．当然，家庭でも育児には無関心で，母親が一人で問題を抱え込み憔悴しきっているのです．母親の負担感をいかにして軽減するかが大きな問題です．

②ハイハイをせず歩く，歩いたと思えば走りだす，といった状態は，四肢の協調運動障害による可能性があります．育児困難感はあまりなかったようですが，このころから発達障害が疑われる状態にあったと言えるでしょう．

③多動衝動がかなり強く出ている様子ですが，学校では比較的おとなしいので特に問題視されていないのでしょう．それだけに母親は学校に相談もできず，父親もこの調子なので，疲弊するばかりです．

【診断】ADHD

【治療】甘麦大棗湯，ストラテラ®内服液

　他害行為のベースにイライラ感があることが推察され

たので，それを抑えるために甘麦大棗湯からスタートしました．その後ストラテラ®の錠剤を処方しましたが，服用が困難であったため内服液に代えて処方しました．

【経過と考察】投薬のほかに，スクールカウンセラーへの具体的な相談方法と，いくつかの近隣の療育施設の紹介を行いました．このように具体的な環境整備をすることは，プライマリケアならではの役割です．月に1回ペースでの当院心理士との面談と相まって，母親の憔悴・孤立感はかなり解消されてきた様子です．投薬により患児もだいぶ落ち着きを取り戻してきました．それに伴って，徐々に父親も子どもに関心を示すようになってきた様子です．最近では，自らの意志で家族と共に来院する姿もときどき見られます．

# 症例14 O.S. 君（9歳 男児）：心理検査（WISC-Ⅳ）結果のフィードバックを通じた学校との連携例

### Point ☑
- WISC-Ⅳ[1]所見を元にした支援のヒントをフィードバックすることで，学校との連携を図る．
- 発達障害診療において臨床心理士が果たすべき役割は大きい．

【患児】O.S. 君．9歳（小学校3年生）．男児．

【初診の経緯・訴え】学校から受診を勧められて来院しました．

【概要】①学校から指摘された，学校生活での様子，学習の状況などは以下の通りでした．

- 朝礼の列にまっすぐ立っていることができず，遠くからでもユラユラ動いているのがわかる．
- 授業中落ち着きがなく，長く座っていられず，離席してしまう．
- しばしば手で顔を触ったり，手をすり合わせたりする．体全体がソワソワと動いていて止まらない．
- 姿勢が悪く，机にずっと肘をついている．
- 先生にはあまり視線を向けず，じっと自分の手などを見ていることが多い．
- 爪かみが頻繁．授業中に鉛筆をかじる．
- 一度に一つの指示しか遂行できない．長く話すと通じず，一つひとつ言わないと理解できない．
- ルールの理解が難しく，従わない．約束などを守れない．
- 見通しがあっても待てない[2]．例えば，他の子どもの発表を黙って聞いていることができない．
- 視覚的に一度に見てわかるもの（九九の演算や漢字，パズルなど）は得意だが，手順のある作業[3]ができ

---

[1] WISC-Ⅳ = "Wechsler Intelligence Scale for Children-Fourth Edition" 日本版の刊行は2011年．児童（5歳0カ月〜16歳11カ月）のための知能検査．4つの指標（表）によって知的機能を合成得点で表すとともに，全検査IQ（FSIQ）により全般的な知能を示す．

[2] DSM-5:「しばしば質問が終わる前に出し抜いて答え始めてしまう」「しばしば自分の順番を待つことが困難である」

[3] DSM-5:「課題や活動を順序立てることがしばしば困難である」

## 表 WISC-Ⅳの指標

| | 指標 | 指標得点 | 意味 |
|---|---|---|---|
| 全検査 IQ（FSIQ） | 言語理解指標（VCI） | ・言語概念形成<br>・言語による推理力・思考力（流動性能力）<br>・言語による習得知識（結晶性能力の一部） | 言語的な情報や，自分自身が持つ言語的な知識を状況に合わせて応用する能力 |
| | 知覚推理指標（PRI） | ・非言語による推理力・思考力（流動性能力）<br>・空間認知<br>・視覚−運動協応 | 視覚的な情報を取り込み，各部分を関連づけて全体としてまとめる能力 |
| | ワーキングメモリ指標（WMI） | ・聴覚的ワーキングメモリ（作業中の一時的記憶保持）<br>・注意・集中 | 注意を持続させて，聴覚的な情報を正確に後り込み，記憶する能力 |
| | 処理速度指標（PSI） | ・視覚刺激を速く正確に処理する力（処理速度，プランニング）<br>・注意，動機づけ<br>・視覚的短期記憶<br>・筆記技能，視覚−運動協応 | 視覚的な情報を事務的に，数多く，正確に処理していく能力 |

日本版 WISC-Ⅳ刊行委員会．日本版 WISC-Ⅳ理論・解釈マニュアル．日本文化科学社．2012．を元に作成．

ない．
- 縄跳びがほとんど飛べない．長縄跳びへの参加ができない．走るのが遅い．

②外来で母親に話を聞いたところ，学校での学習には概ねついていけているはずだとの話しでしたが，以下のような問題点は母親も認識していました．
- 漢字の書き取りも得意ではあるが，細かい部位の見落としが多い．
- 一つ以上の指示を与えられると，「やることがいっぱい」と言って行動しない．
- 言われたことをすぐ忘れ実行できない．
- 自分の好きなことをする約束のみよく覚えていて，実行されないと怒る．
- 常に何か触ったり，手遊びをしたり，爪をかんだり

している.
- 姿勢の維持が困難，ずっと座っていられない．
- 整理整頓ができない．
- 筆箱に文具を戻して持ち帰れないため，毎日のように紛失する．

【担当医の考え】①②学校からの指摘，母親の話から，児の多動，注意の持続の困難さ，集団場面に参加することへの苦痛が看取されます．縄跳びが不得意，走るのが遅いといったことも感覚統合に問題がある場合の典型的な症状です．ADHDと診断される典型的な症例です．母親は，子どもが学習上の問題を抱えているとはあまり考えていない様子ですが，学校の勉強についていけない状態になっていることが伺われます．例えば，「九九やパズルなどは得意だが，手順のある作業ができない」という点からは，同時処理は得意だが継続処理に問題がある，といった発達の偏りも見えてきます．

【診断】ADHD

【治療】ストラテラ®

多動を抑えるための薬物療法を開始しました．

それと共に，児の認知の特性（得意・不得意）をより具体的に明らかにし，今後の指導に生かすために，心理検査（WISC-Ⅳ）を実施することとしました．今回のケースでは特に，心理検査の所見を踏まえた「支援のヒント」を学校に伝えることで，教育現場と連携して児の療育にあたることが必要と考えました．

臨床心理士❹が行ったWISC-Ⅳ❺の検査結果は以下のようなものでした．

**結果（抜粋）**

» WISC-Ⅳ
» 検査年月日　平成2X年X月X日
» 生活年齢　9歳2カ月
» 小学校3年

❹ 心理検査はクリニックにて臨床心理士が施行する．WISC-Ⅳを行うにはおおむね1時間半程度かかります．

❺ 一度は，医師自身も受けてみることを勧める．IQといわれているものがどのように検出されるのか，実感を持って理解することができる．IQはDSMの知的能力症の診断基準には含まれていないことも注目に値する．

> **【検査結果】**
> (1) 合成得点

| 指標 | 合成得点 | パーセンタイル | 信頼区間 (90%) | 記述分類 |
|---|---|---|---|---|
| 全検査（FSIQ） | 93 | 34 | 89-100 | 平均の下-平均 |
| 言語理解（VCI） | 97 | 47 | 92-106 | 平均 |
| 知覚推理（PRI） | 103 | 55 | 95-109 | 平均 |
| ワーキングメモリ（WMI） | 96 | 42 | 91-104 | 平均 |
| 処理速度（PSI） | 80 | 10 | 76-91 | 低い（境界域）-平均 |

「語音整列」のように，聞いた情報をいったん記憶に留めて決められた法則性に従って並べ替えた上で答えるような課題に対しては困難さがある様子．教示された語群を並べ替えずにそのまま復唱する間違えが多く観察され，教示を聞いていったん記憶することは可能であるものの，それを頭の中で並べ替えるなどの作業が苦手であることが示された．

**総合所見と支援のヒント**

> 視覚的な情報，聴覚的な情報を一時的な記憶（短期記憶）に保持して作業することが苦手．一方で，絵や図を見ながら作業することは比較的得意．

> したがって，新規の作業を行う際には，手順などを写真や絵などで示したり，短い文で箇条書きにしたメモなどを見ながら行うのがよい．

> 黒板に書かれた文字を手元のノートに書き写すことに困難さがある．

> 授業中に学習する内容をあらかじめ簡潔な文で示した資料を用意し，ノートへの書き写しの負担を減らすなどの配慮が必要．また，書き写す速度が年齢群の約半分程度しかないため，ノートへの書き写しは十分ゆとりのある時間で行うことが必要とされる．漢字の書き取りなども，大変苦痛を伴う作業であり，書く回数を少なめに設定するなどの配慮が必要

とされる．
- » 視覚的な刺激が多い環境では注目すべき課題に集中することが困難．
- » 複数行の文を読むときに，次の行に視線を移して続けて読むことが困難．

【経過と考察】その後，本人と保護者の同意を得て，上記のWISC-Ⅳの検査結果と，「総合所見と支援のヒント」を学校に伝えました．その結果，担任教諭も授業の際に種々の配慮をするなど対策をとるようになり，学校での生活もかなり落ち着いてきました．

プライマリケアにおいて臨床心理士に活躍してもらい，心理検査を行ってその結果をフィードバックすることで，学校での授業方法への示唆を与えることができます．本症例は，そのような医療と教育現場との連携の一例です．発達障害診療における臨床心理士の果たすべき役割は非常に大きいのですが，その❻役割を存分に果たしてもらうためには，改善すべき点が多々あると感じています．

---

❻ その位置づけは学会認定資格であり国家資格ではない．またその活動に保険点数はつかないので，医療機関で業務を行っても医療機関側に収入は入らない．発達障害の臨床を広めるうえでは，この点は改善するべき問題である．

## 症例15 M.K.君（10歳 男児）：心理検査（K-ABCⅡ）結果のフィードバックを通じた学校との連携例

**Point** ✓
- K-ABCⅡを用いた学校との連携
- K-ABCⅡ❶所見を元に支援のヒントを提供することで，学校との連携を図る．
- K-ABCⅡは専門性が高く手間のかかる検査であるが，それだけに検査結果は，認知の偏りを知るための貴重な資料となる．
- K-ABCⅡを施行するには臨床心理士の存在が欠かせない．

【患児】M.K.君　10歳（小学校5年生）．男児．

【初診の経緯・訴え】学校から受診を勧められて来院しました．小学校4年生になる頃から学業不振が顕著になってきたそうです．

【概要】①診察室に入ってきたときの患児は，笑みを浮かべるほどで，特に緊張した様子は見られませんでした．しかし，最初は保たれていた姿勢も，診察を続けるうちに崩れ，絶えず身体をそわそわ動かして落ち着かない様子を見せるようになりました．

②小学校低学年では学業面でもそれほど問題はなかったのですが，4年生に上がった頃から，成績不振が顕著になりました．担任の先生は多動・不注意が目立つことから当院への受診を勧めました．最近は学校に行き渋ることも増えたため，母親も来院を決心した様子でした．

【担当医の考え】①疲れやすく，姿勢が崩れやすく，身体全体が低緊張気味なのはADHD児の特徴の一つです．また，集中力を持続することが難しく，それが落ち着かない様子となって表れます．チック症状が観察されることもしばしばあります．

②小学校低学年ではあまり目立たない不注意優位型のADHD児であっても，中学年・高学年と進むにつれて，

---

❶ K-ABC＝"Kaufman Assessment Battery for Children"．日本では1993年に標準化され，改訂版であるK-ABCⅡが2013年に刊行された．子ども（2歳6カ月-18歳11カ月）の知的能力を評価し，得意な認知処理様式を見つけ，子どもの指導・教育に反映することを目的とする．認知能力にとどまらず基礎学力が個別的に判定できる．評価に用いられる尺度は（表）の通り．WISC-Ⅳよりも大幅に長い検査時間を要するのが一般的．

表 K-ABC Ⅱの尺度

| | 各尺度が示す能力 |
|---|---|
| ①認知尺度 | |
| 継次尺度 | 順序性・時系列に沿って段階的に考える能力，部分から全体へと関連づける能力を示す． |
| 同時尺度 | 全体から部分へと考える能力，視覚的・運動的手がかりを利用できる能力，空間的・統合的に考える能力を示す． |
| 計画尺度 | 問題解決のためのプランや方略をみつけ，選択し，評価し，使う能力を示す．また，より効果的に課題を整理するためにプランや方略を修正する応用力も示す． |
| 学習尺度 | 中長期的に記憶するために，どのように覚えたらよいのか方略をたてる能力を示す． |
| ②習得尺度 | |
| 語彙尺度 | 語彙に関する知識の獲得や表現のし方，内容の理解について測定する． |
| 読み尺度 | 文字や熟語の読み，文や文章を読んで理解する力について測定する． |
| 書き尺度 | 文字や熟語，文を書くことができるかについて測定する． |
| 算数尺度 | 計算や数の処理能力，抽象的な記号を操作する能力や数概念が形成されているか，量的推理ができるかを測定する． |

授業についていけないといった問題が顕在化してくるようになってきます．放置しておくと不登校や引きこもりにもつながりかねず，環境整備も含めた早めの対処が肝心です．

【診断】ADHD（不注意優位型）
【治療】甘麦大棗湯

　母親があまり投薬に積極的ではなかったので，投薬治療としては，比較的抵抗感が少ない漢方薬で様子を見ることにしました．児の症状の背景には，学校で居場所がないこととそこからくる不安感があると考えました．すでにスクールカウンセラーによってWISC-Ⅳ検査が行われていましたが，学校から学業不振を指摘されて来院したことを踏まえ，認知の偏りと特性を詳細に検査して，学校へフィードバックすることが有用と考えたので，K-ABCⅡを施行することにしました．

## 【K-ABCⅡの結果と支援の工夫】

### 結果（抜粋）

○検査時の様子

　検査の回答が正しいのか否か非常に気になる様子で，検査者に「これで当たっている？」などと言いながら毎回検査者の顔をのぞきこみ反応を伺う様子が観察されました．

　検査の初めのころから多様なチックが観察され，検査を続ける間に頻度が増える様子が観察されました．このため，検査を2～3項目行う毎に，短い休憩を入れる必要がありました．

○認知総合尺度と習得総合尺度の比較

　いずれも「低い–平均の下」の領域で，双方の習得度は同程度であることがわかります．

○認知尺度の解釈

　同時尺度が有意に低く，学習尺度は有意に高いことが示されています．

　同時尺度が「非常に低い–平均の下」の領域にあることから，空間的な刺激を統合すること，バラバラな刺激を一つに統合する力，入ってくる情報を同時に処理することが特に苦手であることが示されました．

### K-ABCⅡ　検査結果

| 尺度 | 標準得点 | 信頼区間（90％） | 記述分類 |
| --- | --- | --- | --- |
| 認知総合尺度 | 85 | 79-89 | 低い-平均の下 |
| 継次尺度 | 84 | 79-92 | 低い-平均 |
| 同時尺度 | 76 | 68-85 | 非常に低い-平均の下 |
| 計画尺度 | 94 | 85-102 | 平均の下-平均 |
| 習得総合尺度 | 78 | 74-85 | 低い-平均の下 |
| 語彙尺度 | 98 | 91-103 | 平均-平均 |
| 読み尺度 | 88 | 81-94 | 平均の下-平均 |
| 書き尺度 | 75 | 69-85 | 非常に低い-平均の下 |
| 算数尺度 | 91 | 85-95 | 平均の下-平均 |

学習尺度が「平均–平均の上」であることから，新たに入力された視覚と聴覚から得られた情報を対にして記憶し，学んだ情報を記憶から再生することができることが示されました．

○習得尺度の解釈

語彙尺度が有意に高く，書き尺度は有意に低いことが示されました．

語彙尺度は「平均–平均」の得点が示されています．言葉の学習，語彙に関する知識の学習が年齢相当であることが示されました．

書き尺度は「非常に低い–平均の下」の範囲にあり，書く力が上手く備わっておらず，書く作業が苦手であることが示されました．

○まとめと支援方針

得意なこと，できること

- 聴覚から得られた刺激を一時的に記憶し，再生することや運用することができます．
- 視覚と聴覚から同時に得られた刺激を対にして，新しいことを学習することができます．
- 語彙の知識があり，用いることができます．
- 計算の基礎的なスキルが学習されています．

苦手なこと，支援を要すること

- 視覚から与えられた曖昧でバラバラな情報を統合して考えることが苦手です．
- 複数のルールを同時に用いて，衝動性を抑えて試行錯誤して問題解決をすることが苦手です．
- 視覚的に与えられたモデルを見ながら，空間的な配置を理解し，作業することが苦手です．
- 文字を書くことが非常に苦手です．

行動観察から

- 視覚的な刺激や，周りにある事物に敏感に反応してしまい，注意が目的とする対象から逸脱しやすいで

す．
- 正答，誤答に関するフィードバックがないと不安が強い様子でした．
- あとどのくらいやったら終わるのかという見通しを必要としました．

○学習支援の工夫

　以下の個別の配慮と工夫が必要とされます．

＜環境調整＞

- 学習中に妨害刺激となるような視覚的刺激＜掲示物など＞を，学習に取り組んでいる間できるだけ目に入らないようにする必要があるでしょう．例えば，掲示物の貼られていない壁に机を向けるようにするとよいでしょう．
- 一時に沢山の問題を出さず，終わりの見通しを持たせて取り組むと効率が上がるでしょう．
- 自分から文字の大きさのバランスをとって書くことが難しいようです．白地や罫線のみのノートではなく，大きめのマス目のあるものを使って書かせるとよいでしょう．
- 語彙の辞書的な知識は学習されているようですが，文章を読んで，伝えたいことや求められていることの意図を汲み取ることが難しい様子です．できるだけ具体的に噛み砕き，箇条書きなどで伝えるとわかりやすいでしょう．例えば，「54円の消しゴム，108円の鉛筆，162円のボールペンがあります．100円で買えるのはどれですか？」と問われても，意図をはじめから汲み取ることは難しいでしょう．「100円より安い物を探しましょう．」とヒントを与えて例題を解いてから，問題を解かせるなどの工夫が必要です．

【経過と考察】当院の経験では，K-ABC Ⅱ は全部で3時間ほどを要する検査で，患児も検査者もお互いに大変疲れるものです．当院ではこれを臨床心理士が行ってい

すが，1時間半ずつ2回に分けて行うなどの工夫をしています．手間はかかりますが，この検査によって，認知特性の個別性を把握することができ，学校に授業方法などの提案を行うことも可能になります．

　もちろん，学校教諭に結果を伝えるのは，保護者の同意を得てからになります．さらに，保護者との面談のみでは，得られる情報が不足していると考える場合は，やはり保護者の同意を取り付けて，クリニックにおいて，学校教諭・保護者・臨床心理士の3者で面談し，具体的支援に関しての討議をすることもあります．こうした対応ができるのも，プライマリケアならではのことでしょう．また，このような場面で臨床心理士の果たす役割は非常に大きいものがあります．専門職としての臨床心理士を医療システムの中に組み入れてほしいと考える次第です．

# 症例16 T.N. さん（15歳 女児）： ASD児の不眠と激しい常同運動に甘麦大棗湯が著効した症例

**Point** ☑
・甘麦大棗湯には衝動・不眠・常同運動の改善効果が認められる[1].

【患児】T.N. さん．15歳（特別支援学校中学部3年）．女児．

【初診の経緯・訴え】患児は，東京都内の専門病院で自閉症（ASD）の診断を受け，投薬加療を受けていました．1年前からは昼夜不眠と多動，苛立ち，自傷行為が続き母親は非常に疲弊した状態で来院されました．前医での治療の目的はこうした症状の緩和にありましたが，ほとんど効果はなかったそうです．都内から当院の近隣に転居されたのをきっかけに，当院を受診されました．

【概要】①幼児期から発語はほとんどなく，意味不明のうなり声をあげるのみで対人コミュニケーションは不能と，典型的な自閉スペクトラム症の症状を呈していました．当院初診時の外来でも，目はうつろで，上下に激しく跳びはねる常同運動を繰り返していました．付き添って来院した母親は疲弊しきった様子です．患児は昼夜逆転の生活を送っており，両親がようやく床につき短い睡眠の後に起床してみると部屋の中がめちゃくちゃになっている，という毎日の繰り返しだそうです．暴れはじめると手がつけられなくなる，起きている間はほとんど常に，上下に飛びはねたり，立ったり座ったりしているということでした．

②前医での処方歴を見せていただきました．
・メラトニン
・オーラップ細粒®
・リスパダール細粒®

[1] 川嶋浩一郎. シンポジウム1 小建中湯と関連処方の考え方・使い方. 小児疾患の身近な漢方治療12（第13回日本小児漢方懇話会記録集）（メジカルビュー社，2014）

・レンドルミン®

　以上を半年ほど投与されています．薬が効いている間は，ふらふらであるのにもかかわらず歩き回りたがり転倒してしまうということです．ご両親はお子さんの様子が危なくて，終始そばを離れられないとお困りです．

【担当医の考え】①典型的なASDの症状と考えられます．思春期にさしかかった女児がこのような状態ですと，両親の負担は相当なものだろうと推察されます．

　②ここまで抗精神病薬や睡眠薬を処方されていると，他の手段は乏しいように思われました．そこで，ASDに対して効果があるとされる漢方方剤の処方を考えることにしました．現在の処方も急に中止することは避け，ひとまず併用としました．

【診断】ASD

【治療】甘麦大棗湯❷

【経過と考察】2度目の外来でお話をうかがったところ，投与翌日からすぐに落ち着き，夜もよく眠れるようになったということでした．甘麦大棗湯の著効例と言えるでしょう．これまでの投薬は漸減し，その後も波はありますが，甘麦大棗湯を中心とした加療で安定した状態を維持しています．

　ASDで落ち着かない児の病態が判明しているわけではありません．また，甘麦大棗湯の作用機序も完全に明らかではありません．しかし，ASD児が落ち着かずいらいらしている背景には「不安」が見え隠れします．これらの所作は「不安」に対する反応です．この「不安」に着目すれば，ASDへの治療の選択肢として漢方薬は有効と考えられます．

❷
甘麦大棗湯は夜泣き，疳の虫，そして古典（金匱要略）の記載によれば抑うつ発作に有効と考えられている．セロトニン分泌への関与が考えられている．

## Column　甘麦大棗湯と多幸感

　甘麦大棗湯は飲みやすく，あまり証を厳密にとらなくても投与可能であり，使いやすい漢方薬の一つです．東洋医学でいう「上薬」であり，大きな副作用のない長期投与可能な薬剤です．
　しかし，この甘麦大棗湯で気を付けるべき反応に「多幸感」があります．この漢方薬はセロトニン代謝に関連するとされ，通常は不幸・悲哀・抑うつ感情に作用を示します．古典からの記載は抑うつ発作への著効例を思わせます．また，通常の状態で内服すると頭の中が明瞭になる感覚があります．筆者もよく使う漢方の一つですが，この漢方薬により「多幸感」をきたした例があるので，報告します．

　**症例1．**10歳．男児．ASD．日頃は比較的おとなしいのですが，時に暴れる．また睡眠障害が出現．わずかな物音や，日常の予定が決められた通りでないことなどに対して癇癪を起こすことがあります．特別支援学校に通学中です．苛立ち，不眠への対策として，甘麦大棗湯を投与しました．2週間後の再来で，どうも夜眠らなくなった，いつも騒いでいる，笑ってはしゃいでいる，と母親から話がありました．親も疲れてしまうので，投薬は中止したいとのことです．これらの症状は，甘麦大棗湯の内服を開始して2〜3日後から目立つようになったということです．はしゃいで楽しそうなのは，悪いことではないとも思うのですが，ご家族はかえって疲れてしまうとのことなので，投薬は中止しました．この例は，「多幸感」の典型例でした．

　**症例2．**7歳．男児．ASD，ADHD．普通学校特別支援学級に通学．時にイライラして，うまくいかないことがあると癇癪を起していました．この児にはストラテラ®の投与で多動・衝動にある程度効果がみられていましたが，どうもまだ時々イライラがみられます．そこで甘麦大棗湯を開始しました．数日後から多弁，落ち着きがなく，ほかの子にちょっかいを出すようになったと言います．イライラして怒っているのではないようです．これも「多幸感」の症状と考えられます．

　甘麦大棗湯は大変に有用な漢方薬ですが，この副反応（と言えるかどうか，わかりませんが）で本来の目的を達せないこともあります．念頭に置いておくべき作用と考え，ご紹介しました．

## 症例17　D.N. さん（18歳 女児）：ASD児の不眠と激しい常同運動に抑肝散加陳皮半夏が著効した症例

**Point** ✓
- 抑肝散加陳皮半夏が，ASD児の衝動・不眠・常同運動に著効することがある．

【患児】D.N. さん．18歳（特別支援学校高等部3年生）．女児．

【初診の経緯・訴え】ASDの診断を受けて特別支援学校に通う女児です．定期的に専門病院に通院していますが，最近になって急に不穏，睡眠障害が増悪したとのことで来院されました．

【概要】元来睡眠は乱れがちでしたが，通院中の病院でマイスリー®，ロゼレム®などを適宜投与され，制御可能だったそうです．しかし，最近になってこれまでの治療に不応となりました．48時間くらい連続して覚醒しており，その後12時間くらいの睡眠をとるといった状況です．覚醒中は始終動き回り，壁に穴をあける，自分の鼻の穴に物を入れる，壁に頭をぶつけるといったことを繰り返しているとのことです．家族は大変疲弊した様子です．

【担当医の考え】睡眠薬が不応となった場合，薬を増量したり，別の薬を足したりすることには，様々な弊害も考えられ，あまりお勧めできる選択肢ではありません．また，覚醒時の様子から，児にはひどい苛立ちがあることが推察されます．この面からも，西洋薬ではなく，苛立ちを抑える漢方薬の処方を考慮することとしました．

【診断】ASD

【治療】甘麦大棗湯を処方．
　　　　↓　4週間投与しても不応
　抑肝散加陳皮半夏に変更．
　　　　急激に睡眠障害が改善した．

【経過と考察】甘麦大棗湯に不応だったため，抑肝散加陳皮半夏を処方したところ，劇的に睡眠障害が改善しました．抑肝散加陳皮半夏は，欲求が強くそれが満たされないために苛立つ例に有効です．この症例では，おそらく環境要因によって，苛立ち・不穏が増悪していたものと考えられます．その結果として，睡眠障害が増悪したのでしょう．抑肝散加陳皮半夏によって不眠が改善し，睡眠薬も不要となりました．

## 症例18 E.I. 君（6歳 男児）：選択性緘黙の児に抑肝散加陳皮半夏が著効した症例

**Point** ✓
- 選択性緘黙の背景に不安と苛立ちが存在することがある．
- 苛立ちを伴う選択性緘黙には漢方薬が著効する場合がある

❶
Pervasive Developmental Disorders Autism Society Japan Rating Scale の略称．広汎性発達障害日本自閉症協会評定尺度．広汎性発達障害の支援ニーズを評価するための評定尺度として作成された．現在はParent-interview ASD Rating Scale（親面接式自閉スペクトラム症評定尺度）と改称されている．

【患児】E.I. 君．6歳（小学校入学前）．男児．

【初診の経緯・訴え】4歳のときに専門施設でDSM-IVにおけるPDD（広汎性発達障害）と診断されました．その際に，母親からの聞き取りを通じて行われたPARS❶の結果は11点だったそうです．加えて，家庭では比較的喋るのですが，外では全く口をきかない緘黙児です．小学校進学を控え，環境が変化することを心配して当院を受診されました．

【概要】保育園でも全く口をきかないそうです．診察室でも押し黙ったまま不安そうにしています．家庭ではお兄さんとの兄弟喧嘩が最近になって多発しているそうです．また，親への反発も見られるようになってきたそうです．

【担当医の考え】家庭内での兄弟喧嘩，両親に対する態度からも，癇癪・苛立ちがつのっていることがうかがわれます．筆者は，かつて緘黙だったという成人の方から話を聞いたことがあるのですが，その方は小児の頃，人前に出るのがすごく怖かった，話をしようとするとのどが痙攣するようで声が出なかったそうです．それをうかがってから，緘黙の背景には強い不安と苛立ちがあるのではないかと考えるようになりました．この例でも対人コミュニケーションの困難から，特に家庭以外で他人と接するときに，強い不安と苛立ちを感じていると思われました．そのために緘黙に至っていると考えました．苛

立ちを軽減する漢方の処方を検討します．

**【診断】ASD を背景とした選択性緘黙**

　診察室での様子，前医で行われた PARS の結果からもこのように診断できます．

**【治療】抑肝散加陳皮半夏**

**【経過と考察】**抑肝散加陳皮半夏の服用を 1 カ月ほど続けたところ，家庭での苛立ち，癇癪は軽減しました．その後小学校に入学しました．最初の授業参観で，児は先生に指名されて発言したそうです．母親はその光景が信じられなかったと言います．抑肝散加陳皮半夏の著効例でした．学校での発言も見られるようになり，癇癪も減り，学校では特別支援学級に在籍して順調に経過しています．

## Column　抑肝散加陳皮半夏

　認知症治療に用いられる漢方薬として，抑肝散の名はかなり広く知られるようになっています．発達障害の子ども達でも，いらいらして自傷・他害行為の見られるような場合に，この方剤は有効です．しかし筆者は，本文で紹介したように，抑肝散加陳皮半夏という方剤をよく用います．これは，江戸時代に日本で開発された加味法〔抑肝散にいくつかの生薬（陳皮と半夏）を加えたもの〕で，日本人の体質に合わせたものだと言われています．伝統医学はその土地の気候風土に合ったものです（すなわち気象医学の先駆けです）．中国大陸よりも温暖・多湿な日本列島の環境では，日本で開発された抑肝散加陳皮半夏が適切です．胃腸障害をきたしやすいのが日本人の特徴と言われますが，抑肝散では胃腸障害を起こしやすい人にも，抑肝散加陳皮半夏は適しています．反面，抑肝散には切れがよいという特徴があります(川嶋浩一郎．小児の心身発達を促す気血水の漢方と臨床．第43回日本小児東洋医学会学術集会講演要旨集－小児の心身発達と漢方．2015年9月．参照)．

# 症例19 C.A. 君（9歳 男児）: ADHD 治療薬の副反応に漢方薬が著効した症例

**Point** ✓
- ADHD 治療薬の副作用の軽減には漢方薬が有効である．
- チック症状に，桂枝加竜骨牡蛎湯，柴胡加竜骨牡蛎湯が有効なことがある．

【患児】C.A. 君．9歳（小学校4年）．男児．

【初診の経緯・訴え】専門病院で ADHD の診断を受け，投薬治療を受けていましたが，状況がなかなか改善しないとのことで当院を受診されました．前医では ADHD 治療薬の投与を受けていました．

【概要】①幼児期には多動衝動も見られたとのことですが，小学校に入学するころにはそれはおさまったそうです．2年生になってだんだんと勉強についていけなくなり始めたものの，特に学校から指摘を受けるようなことはありませんでした．しかし，医療職として働いている母親が，ひどく注意が散漫だったり，記憶が飛んでしまうような子どもの様子を見て心配をし，前医を受診したと言います．

②前医では最初にストラテラ®の投与を受けましたが，ほとんど効果がなかったそうです．そこで，コンサータ®に変えたところ，集中力が出て状況が改善する兆しが見られました．ところが，気持ちが悪くなり，食思不振がひどくなったため，前医の判断でまたストラテラ®に戻したそうです．しかしそれと同時に，症状も逆戻りしてしまい，さらにもともとあったチック症状がひどくなり困っている，とのことでした．

【担当医の考え】①幼児期に多動があっても，学齢期になると学習によってその症状が見られなくなることがあり

ます．この児の場合も，小学校入学前後から多動が影を潜め，不注意優位型のADHD児としての特性を示すようになったと考えられます．不注意優位児は目立たないので学校でも見過ごされがちです．勉強ができなくても，「あ，勉強ができない子なのね」と思われて終わってしまうのです．

　②現在用いることができる2種類のADHD治療薬のうち，いずれを用いるかによって明らかな効果の違いがみられることをしばしば経験します．効き目がある方を用いるべきなのは当然なのですが，そこに副反応の問題が絡むと事態は混乱します．このような場合に，漢方薬を併用すると問題が解決されることがあります．

【診断】ADHD（不注意優位型）
【治療】コンサータ®，六君子湯，桂枝加竜骨牡蛎湯

　ADHD治療薬については，効果があったコンサータ®に戻しました．悪心，食思不振に対しては六君子湯，チック症状に対して桂枝加竜骨牡蛎湯❶と，2種類の漢方薬を併用することにしました．

【経過と考察】やはりコンサータ®によって集中力が増し，状況は改善しました．心配された嘔気も，六君子湯によってほとんど訴えがなくなりました．しばらくして，六君子湯は不要となりました．その後も食思不振に陥ったりすることはない様子です．母親によると，特に算数で，お子さんが理解している単元と理解できていない単元のムラが非常に大きいそうなのですが，振り返って考えてみると，理解できていないのは，ストラテラ®を服用していた時期に学校で教わった単元なのだそうです．そのぐらいこの児にとっては効果が異なるのでしょう．漢方薬の併用によって，ADHD治療薬の副反応を軽減でき，児の優れた面が引き出された症例と言えます．

❶ この漢方薬は，チック症状に有効な場合がある．本方剤が無効な場合，柴胡加竜骨牡蛎湯を用いることもある．チックはストレスによって増悪することがあり，心因面の影響を受けやすいものではある．しかし，心因反応としてではなく，不随意運動として捉えるべきである．

## 症例20 T.K. さん（15歳 女児）：うつ状態の背景に ASD が存在した症例

> **Point** ✓
> ・うつ状態の背景に ASD が存在することがある．
> ・心理相談が，かえって患児の負担になる場合もある．

【患児】T.K. さん．15歳（中学校3年）．女児．
【初診の経緯・訴え】T.K. さんの妹さんは典型的な ASD 児であり，当院に通院していました．T.K. さんは母親と共に妹さんの通院につき添ってときどき来院していましたが，大人しくて目立たない子，という印象の普通の児でした．ある日，母親が T.K. さんだけを伴って来院しました．小学校のころから，ときどき学校に行けなくなることはあったそうですが，特に大きな問題になるようなことはなかったそうです．しかし，中学3年生になってから，だんだん学校に行けなくなり，数カ月前からは完全に不登校になってしまったとのことです．
【概要】①もともと活発な印象のある児ではありませんでしたが，登校しなくなってからは，外出もせず，毎日自室に閉じこもって過ごしているそうです．これまで興味のあったことにも興味は持てなくなり，進学のこと，勉強のこと，将来のことなども考えられなくなっている様子です．食事は普通の量を食べていますが，食事も特に美味しいとは思えないとのこと．寝つきが悪くなり，朝の寝覚めも不良です．さらに母親に一時退席してもらって本人と話してみると，「自分の価値がなくなった」「自分はいなくなった方がよい」「死んでしまえば楽になる」と思うことも時にあることがわかりました．
　②本人の話によると，不登校のきっかけは，友達に「目つきが怖い」と言われた，その一言だったそうです．小

学校のころから，大事なプリントを忘れるなど物忘れがひどく，本人も困っていたそうで，診察時に持参した中学校からの連絡票にも，忘れ物が多いと言う趣旨の記載が見られました．また，友人関係を作ることも苦手であり，一人でいることが好きだそうです．さらに，大人しそうに見えても実はこだわりが強く，納得できないことはやらない，といった面もあるそうです．

③完全に不登校になる前の数カ月間は連日，いわゆる保健室登校をしていたそうです．保健室で休んでいると保健の先生が「何か悩みがあるの？」「話してごらん，聞いてあげる」などと，色々と話しかけてくれるのですが，彼女にはそれが非常に負担だったそうです．

【担当医の考え】①DSM-5 の診断基準に照らし，うつ状態と判断されます．診察室で親と一緒に面談していると，子どもは希死念慮や空虚感などについて，心にはあっても口にしません．思春期の児を相手にするときには，まず親に席をはずしてもらって子どもと向き合います．そのあとでまた親を呼んで一緒に話しますが，親に言わないと子どもと約束したことについては，親の前では話しません．

②妹さんがASDであるという家族歴を踏まえ，改めて本人の状態を問診しなおしてみました．「目つきが怖い」と言われた，大人の目から見れば大したことではないと思うのですが，そのようなことをきっかけにうつ状態が進展しました．きっかけは些細なことでしたが，うつ状態になりやすい素因があるのだと考えられます．また，いやな体験を心の中で何度も反芻してしまうこともあります．Flash back といわれますが，発達障害の児ではよく見られることです．対人コミュニケーションの困難，思考の固さ，こだわりの強さなどもあるようです．うつ状態の背景に ASD の特性が存在する可能性が考えられます．

③保健担当教諭の善意による❶行為が，彼女の不登校に拍車をかけたようです．またこのことからも，人との会話，人づきあいへの負担感，対人コミュニケーションが困難であるという特性がうかがえます．これは後日談になるのですが，初診の後，臨床心理士との面談を数回受けてもらいました．しかし，あるとき彼女は担当医に，心理面談が苦痛であると訴えました．かつての保健の先生と同じように，色々と自分のことを問われ，語らなくてはいけないのが苦痛だと言うのです．それからは心理面談を中止し，医師との面談でもなるべく，身体のだるさ，疲れ具合，といった身体面についての状態を訊くように努めています．

④うつ状態を心理的な問題であると，筆者は考えません．単なる気の持ちようという問題ではないことはもちろんですが，精神症状を，心理的機序を通じてのみ解析しようとすることには違和感を持ちます．特に最近，多くの患者さんと接するようになって，そのような考えを確定できるようになりました．同じ環境にいてもうつ状態になる人もいるしならない人もいる，また思春期でうつを発症した子どもは，実はさらに年少の時にも，易疲労・意欲低下などが見られていたことが多く，不登校を経験している場合もあります．また，対人コミュニケーションが苦手である児が多いという印象も受けます．筆者はうつ状態の児ないしは成人の方に対しても，これは「脳という臓器の問題である」「体の一部である脳を休めましょう」と最近は話しています．

【診断】ASDを背景としたうつ状態
【治療】レキサプロ®，甘麦大棗湯

外来診療で経過をみたのちに，レキサプロ®と甘麦大棗湯の併用を行い，落ち着きました．安定して睡眠が取れるようになり身体が楽になったとのことです．

【経過と考察】ASDの特性を持つ児は（成人でもそうで

❶「地獄への道は善意の敷石で敷き詰められている」（旧約聖書）

❷ 筆者は，うつ状態の診療については精神科医の助言を求めている．一方で，うつ状態の児をみた場合には，発達障害が基礎にあること，対人コミュニケーションの問題があることを念頭に置いて，面談を進めている．

すが）うつ状態に陥るリスクが高く，その場合難治となります❷．また，この児はこれまで妹の背景に隠れており，本人からの訴えは乏しく，特に問題ないと（保護者も担当医も）考えてきました．しかし，高校進学を控え，本人に進路の選択などの負担が大きくのしかかった時期に，ちょっとした友達の一言がきっかけとなって，問題が顕在化したと考えられます．

　この児の場合，特別支援学校の高等部に進学することが決まってから，本人も非常に安心した様子となり，その後症状も安定しました．学業そのものが負担となっていたのではなく，普通学校で周囲の児と交わることが本人にとっては相当な負担であったようです．環境調整は，ASDを背景とするうつ状態の治療においても大きな役割を果たします．

　また，心理士による面談は有効ですが，これを行うか否かは患児によって臨機応変に考えるべきです．自己の内面を開示することをあまりにも負担に感じる人に対しては，その側面をあまり追求せずにフォローしていくことも大切でしょう．目的は，本人の負担を軽減し，本来の力を発揮できるようにしてあげることなのですから．

## 症例21　E.N. さん（47歳　女性）：児の診察を契機に発見された成人のADHD症例

**Point** ☑
- 成人のADHD例の多くは未介入であると思われる．
- うつ状態を発症しているADHD症例については，うつに対する治療のみが行われており，ADHDに対する治療は行われていないことが多い．
- 子どもの診察を通じて保護者のADHDが発見されることがある．ここにも小児プライマリケアの重要な役割が存在する．

【患者】E.N. さん．47歳（ADHD児の母親）．女性．

【初診の経緯・訴え】E.N. さんはADHDと診断された男児の母親で，子どもさんを連れて通院していました．あるとき，お子さんの心理相談の際に，担当臨床心理士からE.N. さん自身にお子さんと同じ特性があることを指摘されました．ご本人も児と自分がよく似ていると思っていたとのことで，臨床心理士のアドバイスを受けて改めて外来を受診されました．

【概要】①きっかけは子どもさんの遠足でした．バスで遠足に行くお子さんに酔い止めを服用させることを忘れてしまったことが，たまたま心理相談で話題に上ったところ，かねてからE.N. さん自身の特性をも気にかけていた心理士から，忘れっぽさもADHDの特性でありうることを指摘されました．これまで，児の学校に関する用事でも複数のことを同時にこなすことができないため，失敗を繰り返すことがあったそうです．

　②実はE.N. さんは数年前から，苛立ち，倦怠感，意欲の低下，食思不振などを自覚し，また，冷え，めまいなどもひどくなったため，最近，近隣の内科医を受診していました．そこでは月経前症候群，更年期障害という診断を受け，デパス®を処方されていましたが，症状は

いっこうに改善せずにいたそうです．

　③さらに詳しく話を聞くと，幼児期より一度に1つのことしか覚えられず，自分は頭が悪いと思い込んでいたと言います．衝動性も自覚しており，カーッとなると訳がわからなくなることが昔からよくあったそうです．常に，周囲とうまくいかない，人づきあいが苦手という意識があり，ずっと，自分には価値がない，という思いにもさいなまれ続けてきたと言います．最初の就職も上手くいかず，すぐに辞めてしまったとのこと．10年ほど前に離婚されてからは，パートをかけ持ちしながら生活を維持していますが，最近では症状のせいでパートも辞めざるをなくなり，生活保護を受けるなど経済的にもかなり困窮している様子です．お子さんのことも相当な負担になっている様子で，夜に叫び出したくなることもあると話されます．さらに，数年前から突発性難聴も発症しており，現在もあまり聴力がない状態だそうです．

【担当医の考え】①発達障害の成人例が，その人の児の発達障害診断を契機に発見されることは，しばしば経験することです．子どもの診察の際にもさりげなく家族の様子にも注意を払って，異常を察知するのは小児プライマリケア医の重要な役割です．

　②表面的な訴えだけでは，単なる月経前症候群，「更年期」とされてしまいます．子どもや家族と接する機会があり，より幅の広い視点から患者を診ることができるのは，小児プライマリケア医の優位点と言えます．

　③典型的なADHDの症状が見られ，未介入のまま長い病歴を過ごされ，大変な苦労をされてきた様子がうかがわれます．現状は二次的なうつ状態と考えられます．早期発見を逸してしまった残念な症例ですが，成人となってからでも，医療的介入によってその困り感を軽減し，二次障害を改善することは可能です．

【診断】ADHD，二次的なうつ状態
【治療】ストラテラ®，抑肝散加陳皮半夏，真武湯，レキサプロ®

　ADHD症状緩和のためにストラテラ®を投与．苛立ちとうつ状態に関しては抑肝散加陳皮半夏を，また冷え症状もあったため真武湯を処方しました．うつ状態にはSSRIを併用しています．

【経過と考察】上記の処方を3週間ほど続けたところ，症状はかなり改善されてきました．これまで，自分の不注意のせいだと思っていたことが改善され，お子さんの世話も楽になってきたそうです．パートはまだ再開できていませんが，精神障害者手帳の取得を希望されていて，手帳の取得後は再就職をしたいと話されています．

　成人へのストラテラ®は，嘔気が顕著となることが多く，筆者は10 mg/日分2から開始して，1〜2週間で増量しています．

　小児科医である筆者にとって，成人のうつ状態の治療は専門ではありません．しかし，子どもの診察をきっかけに親の相談を受ける機会も増えています．そのような場合には，精神科医の助言を求めながら自分の外来で治療を行うこともあります．子どもを診ているからこそ，その親についてわかることもあります．家族全体を診ることができるのもプライマリケアの強みと言えるでしょう．

# 症例22 Z.Z. さん（24歳 男性）：難治性うつの背景に成人の発達障害が存在した症例

**Point** ✓
- 早期発見・早期介入の重要性．
- 成人難治性うつの背景に発達障害が存在することがある．

【患者】Z.Z. さん．24 歳（社会人）．男性．

【初診の経緯・訴え】Z.Z. さんは中学・高校と不登校の時期がありました．大学入学後，体調不良となり，意欲の低下が顕著で，大学の学生相談室から，ある二次病院の精神科を紹介されています．それ以降，複数の抗うつ薬の内服を続けてきました．大学を卒業して就職した最初の職場でさらに体調を崩し，職場を退職することになりました．再就職先でも精神的に不調であり，知人の医療関係者に相談しました．その知人は本人を幼児期から知っており，子どものころに多動・衝動があったことから当院受診を勧めました．

【概要】①最初に就職した会社では職場になじめず，仕事上も失敗ばかりでいじめを受けるようになり，1年弱で退職しました．退職する2カ月ほど前，精神的に追い込まれたZ.Z. さんは通院中の精神科に相談し，抗うつ薬の増量，睡眠薬の処方などを受けています．しかし，抗うつ薬を複数服用しているにもかかわらず，病状の変化はほとんどないそうです．現在の会社では理解のある上司に恵まれ，1年半ほど勤務が続いています．しかし，注意力が続かず，ちょっと複雑な業務ではミスを連発してしまうため，仕事は単純作業しか与えられていません．高校生のバイトと同じ仕事しかできない自分にうんざりしてしまうと話しています．

②さらに詳しく問診しますと，大学では友人を作ろう

と思い，積極的にサークルに入りました．しかし，どこに行っても長くは続きませんでした．「空気が読めない」「その場にそぐわない発言をする」などと言われてしまい，親しい友人はできませんでした．さらに聞くと，中学・高校といじめを受けて不登校を繰り返していたと言います．大学でサークル活動に積極的に参加しようとしたのも，そんな自分を何とかしたいという思いからだったそうですが，結局その気持ちも空回りに終わってしまったばかりか，自分が周囲に対して感じる違和感はどうしようもないものだと再確認する結果になってしまったと言います．現在の職場には感謝しているものの，単純作業しか与えられないことには不満と悩みを抱えています．

　③幼児期の話を母親から聞きました．よく迷子になり，忘れ物は多かった．小学校低学年までは落ち着きがなく，衝動的であった．学校から注意を受けることはしばしばあった．そうした多動・衝動は小学校高学年以降になると落ち着いたように見えたが，その頃から引きこもりがちになった．学業成績は普通であり，大学まで進学した．ただ長い文章の理解は苦手のようであった．といったことが聴取されました．

　④外来で本人と話すと，まじめで自分のことを客観的にとらえることができ，周囲への恨みを漏らすわけでもなく，きちんとした青年という印象を受けます．

【担当医の考え】①抗うつ薬への反応の悪さ，単純作業しかこなすことができない，といった点が気になります．数年間通院した病院精神科では難治性うつ，と言われ，外来受診のたびに前回と同様の処方がほぼ繰り返されていました．

　②幼少期から一貫して，対人コミュニケーションにおける支障を感じている様子がうかがえます．このことからはASDの特性が読み取れます．注意力が続かない，少

しでも複雑になると作業がこなせない，という側面は不注意優位型のADHDの特性です．幼少期には多動・衝動が優位だったのでしょうが，成長とともにそれらは消退したものと考えられます．

③母親の話からも発達障害の特性がうかがえます．

④知的能力に問題はなく，事物を客観的に捉えることができ，その外観からは感情的な乱れも感じられません．Z.Z.さんは，発達障害的な特性のために周囲に溶け込むことができず，いじめと不登校を繰り返してきました．社会人となっていよいよ問題が顕在化してしまったわけですが，うつ病としての治療は奏効せず，発達障害は見逃されたまま今日に至ってしまったものと考えられます．

【診断】ADHD，ASD

【治療】ストラテラ® 2cap（5 mg×2）/日分2，六君子湯

本人の希望でストラテラ®の投与を開始しました．成人での開始は最少量とします．食思不振があったので六君子湯を併用しました．

【経過と考察】

ストラテラ®を開始後，ごく初期から不注意の著明な改善が見られました．嘔気が伴いましたが，本人はストラテラ®の継続を強く希望していました．六君子湯の併用で，内服を継続できています．その後，当院から精神科クリニックへ紹介し，治療を継続しています．この事例を経験し，筆者は発達障害の早期介入の重要性に深く思い至りました．もし，中学時代に介入できていれば彼の人生は全く違ったものになっていたでしょう．

## 症例23　J.S. 君（13歳 男児）：思春期の反抗挑発症の背景に ADHD が存在する症例

**Point** ✓

- 反抗挑発症/反抗挑戦性障害（Oppositional Defiant Disorder: ODD）の背景に ADHD の存在が考えられる．
- ODD の状態は，学校における担任教諭の理解の有無など，環境によって大きく左右される．
- 睡眠障害が合併すると状況を悪化させる要因になる．

【患児】J.S. 君．13歳（中学2年生）．男児．

【初診の経緯・訴え】5月の連休を前に，中学2年生になったばかりの男児が初めて来院しました．母が同行していますが，当院の話を耳にした本人が自分の意志で来院したといいます．児は中学入学以来，学校で教師に対して反抗的な態度❶をとるようになり，さらに友人への暴言・暴力が目立つようになっていました．中学1年時の担任教諭は，この子のことに心を痛めるあまり，年度末にはとうとう休職してしまったとのこと．児の他害行為により親同士のトラブルが恒常的で，母親も非常に疲弊した様子です．

【概要】①母親によると，中学に入ってから，家庭でも母親がなにか注意をしたりすると，「黙れ！　クソババア」などと反抗的な態度を取り，親子げんかが絶えない状況になってしまったとのことです．学校では担任の教師を始め，ことあるごとに教師に対して反抗的な態度を取っています．親は学校にしばしば呼び出され，非常に困っているとのことです．家でも学校でも，手を出すことはないそうですが，大きな声でわめく❷ことはよくあるそうです．睡眠サイクルが乱れており，夜中までゲームをしていて，あくる日学校をさぼることも時々あると言い

❶ DSM-5「しばしば権威ある人物や，または子どもや青年の場合では大人と，口論する」

❷ DSM-5「しばしばかんしゃくを起こす」

ます．中学に入るまでは，落ち着きがなかったり，乱暴な傾向はみられても，今のように反抗的な態度を取ることはほとんどなかったと言います．また，部屋を片付けることができずに散らかし放題で，好きなことに対しては集中力も持続するが，嫌いなことはすぐに放り出してしまうそうです．

②母親にいったん退出してもらって，子どもと2人だけ❸になって話を聞いてみました．「自分は何も悪いことをしていないのに，なんでも自分のせいにされる」「からかわれたので仕返しをしただけ❹だ」「先生が間違ったことを言うので，それを正そうとして反論するのに，先生は怒るばかりで間違いを認めない」といったことを訴えます．

【担当医の考え】①根底に多動衝動・不注意があることがうかがえます．小学校までの生活では，周囲が比較的細かく世話を焼いてくれるので問題が顕在化しなかったのでしょうが，中学に入ると，ケアというよりはむしろ統制的な空気に変わります．その変化に対する反発が教師に対する反発につながっているものと考えられます．また，夜眠れないことも気になります．睡眠障害が合併していると昼間のイライラも強くなり，怒りっぽい傾向も高まってしまいます．薬物療法も検討しますが，生活パターンを変えなければ根本的な解決にはつながらないので難しい問題です．

②思春期のODDないし素行障害の背景に発達障害が存在することが多くあります．認知の偏りがあることが一つの原因となって，自分が周りから認められないという思いが増幅されてしまうのでしょう．そして，いったんカッとなると，衝動性が強いために後戻りができなくなり，次々に暴言を口にするなどしてしまうようです．まずは，「必ずしも君が悪いわけではないことはわかっている」と本人に対する理解を伝えた上で，「カッとなっ

❸ 子どもと信頼関係を築くためには，2人だけで話を聞くことが必要である．彼らなりの内在的論理があり，まずそれを受容することから関係構築を始める．

❹ DSM-5「しばしば自分の失敗，または不作法を他人のせいにする」

たらまず深呼吸をして，クールダウンすると良いよ」「学校や先生に頼ろうとするのではなく，社会の中で自立することを考えろ」といったアドバイスをしながら関係構築に努めることにしました．

**【診断】** ADHD，ODD

**【治療】** コンサータ®，抑肝散加陳皮半夏，ロゼレム®

　カッとなることを抑えるのが喫緊の課題だったので，速効性のあるコンサータ®を処方．苛立ちと不安への効果を期待して抑肝散加陳皮半夏を併用としました．睡眠障害にロゼレム®を処方しましたが，この問題への対処の難しさについては上述の通りです．

**【経過と考察】** 初診時に中学2年生になったばかりの患児でしたが，少しずつ状態は落ち着き，教師への暴言もあまり目立たなくなっていきました．薬物による治療，当院での心理士との定期的な面談が効を奏した面もあるでしょうが，この事例ではその他に大きな要因がありました．それは担任の先生です．2年生となった彼の担任となったのは，比較的年配の女性教諭だったのですが，反発する患児に対して，彼女は当初から，文字通り身体を張って接してくれたようです．正面から彼のことを受け止め，時には厳しく接しつつも心からの理解を示してくれる彼女に対して，患児は少しずつ心を開いていきました．やがて，掃除の時間に腰を痛めた先生のことを気遣ったりもするようになり，心理士との面談でも「担任の先生を困らせている自分が情けない，申し訳ない」と言ったことも口にするようになりました．もともと自分の意志で来院した子どもですので，立ち直るきっかけを求めていたと見ることもできます．特に思春期の子どもは環境一つで大きく状態が変わるという好例でしょう．

## 症例24 U.H. 君（12歳 男児）：思春期の素行症の背景に ADHD，ASD が存在する症例

**Point** ✓

- 素行症❶（Conduct Disorder: CD）の背景には，ADHD，ASD に加え，幼児期の虐待が存在することがある．
- 素行症/素行障害では，反抗挑発症/反抗挑戦性障害（ODD）とは異なり，本人に自分の行為に対する罪悪感，困り感が欠如していることが特徴である．
- 児が，反社会的な行為に及ぶことを避けるために，患児を抱える家庭を孤立させないような手立てを打つこともプライマリケアの役割である．

❶
DSM-5：「他者の基本的人権または年齢相応の主要な社会規範または規則を侵害することが反復し持続する行動様式」

❷
DSM-5：「しばしば他人をいじめ，脅迫し，または威嚇する．」「他人に重大な身体的危害を与えるような凶器を使用したことがある」

❸
DSM-5：「被害者の面前ではなく，多少価値のある物品を盗んだことがある」

❹
DSM-5：「親の禁止にもかかわらず，しばしば夜間に外出する行為が13歳未満から始まる」

【患児】U.H. 君．12歳（中学1年生）．男児．

【初診の経緯・訴え】中学1年生の秋ごろ，全く学校に行かなくなってしまった，という男児が母親に連れられて来院しました．中学入学当初から学校で暴言・暴力をふるうようになり，家庭でも母親や兄弟に手を出すことがしばしばで，暴れると手のつけられない状態だと言います．学校の先生に受診を勧められて来院したそうです．

【概要】①母親によると，中学に入ってから，学校でイライラするとすぐに友達を殴るようになったということです．家庭でも，ことある毎に暴れ，母親に対して手を出すことも多く，時には刃物を持ち出す❷ことすらあると言います．実際にそれで家族を傷つけるようなことはまだありませんが，学校に行かなくなって家にいる時間が長くなり，母親は命の危険すら感じる状況だと訴えます．また，中学生になってからは母親の財布から黙って現金を持ち出し❸，そのお金でゲームセンターへ通ったりしはじめ，最近では親の制止も聞かずに夜間外出❹し，翌日まで帰ってこないことも何回かあったそうです．

②母親に退出してもらって，診察室で本人と面談を行

いましたが，敵意をむき出しにした態度を医師に対しても隠そうとしません．不登校の理由などを訊いても答えることを拒否し，あからさまな暴言を吐く始末です．友達や家族に対する暴力などについても，自分が悪いという意識❺はみじんも感じられません．

❺ DSM-5：「後悔または罪責感の欠如」「自分の振る舞いを気にしない」

　③改めて母親に話を聞くと，幼いころから多動や不注意の傾向が認められ，幼稚園の先生から意思疎通が取りにくいといった指摘を受けることもあったようですが，小学校卒業までは特別な問題はなかったそうです．しかし前述の通り，中学校では暴言暴力が目立つようになり，母親は度々学校に呼び出されるようになりました．サッカー部に所属していましたが，ある日傷だらけで家に帰ってきて「もう何もかも嫌になった」と言ってそれきり部活に行かなくなったそうです．その時も学校に呼び出された母親が先生から聞いたところでは，先輩を相手に大喧嘩をしたとのことでした．その後，学校そのものも休みがちになり，しばらくして完全に不登校になってしまったそうです．父親は何かあると口より先に手が出るタイプで，この児も，幼いころよく父親に殴られていたと言います．最近では何かあると喧嘩になってしまうので，父親は彼とは距離を置いてほとんど会話をすることもないそうです．

【担当医の考え】①幸い，刃物で人を傷つけるには至っていませんが，かなり危険な状況にあることは確かなようです．「攻撃性」に加え，家庭内とはいえ現金を黙って持ち出す「虚偽性」，親の禁止に反する夜間外出や登校拒否など「重大な規則違反」も見られ，CDに該当すると考えざるを得ないようです．

　②このように自分の行為に対して悪いと言う意識を持たず，周りに迷惑をかけている，自分自身もこのままでは困る，といった感覚を持たない点がCDの特徴であり，ODDとの違いの一つであると考えられます．

③多動不注意や対人コミュニケーションの困難など，ADHD，ASD の特性がうかがわれます．小学生ぐらいまではあまり問題とならなくても，中学校に入り統制的な雰囲気に反発して問題が顕在化することがあります．本人は口にしないそうですが，この児の場合には部活での上級生によるいじめもあった様子で，それがきっかけに状態が悪くなったことも推察されます．また，父親の児に対する態度も虐待に近いものだったようですが，このような CD のケースでは背景に幼児期の虐待があることもしばしば経験します．

【診断】ADHD，ASD，CD
【治療】エビリファイ®

　外来での反抗的な態度などから治療は困難かと思われたのですが，「夜眠れず，イライラして疲れる」という訴えがあったので，疲れを取る薬だと話してエビリファイ®を処方したところ，これを服用した様子で，幸い状態がかなり落ち着きました．

【経過と考察】父親も子育てにあまり協力的でなく，母親はとにかく孤立した状態でした．家庭内で刃物を持ち出すといった状況があるので，もし危険を感じた場合には警察署の生活安全課が対応してくれるはずなので相談するようにと伝えました．児童相談所にも連絡を取りましたが，こちらは具体的な問題が発生してからでないと対応できない，とのことでした．さらに，地区を担当する保健センターに連絡したところ，保健師さんが担当してくれることとなりました．状態が落ち着いている今のうちに，保健師，学校，そして当院の心理士の 3 者で連絡会議を行うことを予定しています．何かことが起こってからでは遅いので，このように個人情報に配慮しながら家族をバックアップする体制づくりを行うこともプライマリケアの役割と考えています．

巻末資料

## 資料1　亀田クリニック発達外来問診票

### 問診票（保護者の方へ）

＊お答えいただける範囲で結構ですので，ご記入をお願いします．
　（選択肢には○をつけてください）

お子様の　　　　　　　　　　　　　学校名
お名前　　　　　　　　　（　　歳）（幼稚園名）　　　　　　　　　学年


問1．お子様について心配されていることは何でしょうか，簡単にお書きください．



問2．これまでその問題にどのように対処されましたか．
　　　また，どこかに相談・受診などしたことがありますか．



問3．妊娠・出産から1～2歳ごろまでの様子について
　1）出産は妊娠（　　　週），出生体重（　　　g）で（普通分娩／吸引分娩／帝王切開）
　2）妊娠・出産時に何かトラブルがありましたか．
　　　□なかった　□あった：具体的に
　3）発達は順調でしたか．
　　　□はい　□いいえ：具体的に
　　　首の座り（　　　ヶ月），ひとり歩き（　　　ヶ月）
　　　初めての言葉（　　　ヶ月），二語文（　　　ヶ月）
　4）1～2歳ごろまではどのようなお子さんでしたか．（複数回答可）
　　　□母乳（ミルク）の飲みが悪かった　□吐きやすかった　□おとなしかった
　　　□かんしゃくを起こしやすかった　□人見知りがなかった　□視覚過敏だった
　　　□夜泣きが強かった　□視線が合いにくかった　□指差しをしなかった　□人の真似をしなかった
　　　その他：
　5）育児に手がかかって大変でしたか．
　　　□いいえ　□はい

問4．保育園や幼稚園のころの様子について（　　年保育）
　1）新しい環境になじみやすい子でしたか．
　　　□はい　□いいえ
　2）保母さんなどから，どんな子といわれていましたか．

　3）友達とのつきあいはいかがでしたか
　　　□あまり関わらない　□誘われれば遊ぶ　□積極的　□その他：
　4）どんな遊びが好きでしたか

5）発表会や運動会など集団行動への参加はどうでしたか？
　　□問題なかった　□苦手なりにこなしていた　□練習は不参加だが本番はできた　□不参加
　　具体的に：

問5．学校での様子について（小学生以上の方）
1）支援学級を利用されていますか．
　　□普通学級のみ　□普通学級と支援学級の両方を利用している　□支援学級のみ
＊普通学級と支援学級を利用されている場合，具体的に教えて下さい．
　　＜例＞朝の会・帰りの会・国語のみ支援学級を利用している．


2）友達とのつきあいはいかがでしたか．
　　□あまり関わらない　□誘われれば遊ぶ　□積極的　□その他：
3）出席状況は
　　□毎日出席　□遅刻・早退が多い　□時々欠席　□不登校　□保健室・適応教室などに登校
4）成績：　　□上位　□中位　□下位
　　得意な学科：
　　不得意な学科：
5）部活動：
　　習い事（1回の時間・頻度）：
　　趣味：
6）何か大きな変化やご心配な事がありましたか（病気や家族構成の変化，学校でのストレスなど）
　　□なし　□あり（ありの場合，以下に記入してください）
　　いつごろ　：
　　どのような

問6．これまでにかかった病気について
1）入院：
2）手術：
3）毎日飲んでいる薬・健康食品：

問7．性格や行動面について
1）もともとの性格は（複数回答可）
　　□内気　□社交的　□消極的　□積極的　□人なつこい　□なつきにくい　□内弁慶
　　□根気がない　□我慢強い　□泣き虫　□温厚　□怒りっぽい　□聞き分けがよい
　　□聞き分けがない　□まじめ　□頑固　□自己中心的　□気分のむらが激しい　□落ち着きがない
　　□他人に合わせる　□マイペース　□几帳面　□大ざっぱ
　　□その他：具体的に
2）器用さはいかがでしたか．
　　□器用なほう　□普通　□不器用なほう
3）くせやこだわりはありましたか．
　　□ない　□ある：具体的に

問8. 現在の生活について
　1）食事　　□完全に自立　□手伝えば可能　□家族が食べさせている
　　　具体的に：
　2）着替え　□完全に自立　□手伝えば可能　□家族が着替えさせている
　　　具体的に：
　3）排泄
　　□完全に自立　□声をかければトイレで可　□事前に教える　□事後に教える　□教えない
　　　具体的に
　4）睡眠の問題はありますか　□ない　□ある
　　　具体的に
　5）迷子や交通事故になったことはありますか
　　□ない　□ある：具体的に
　6）日常生活で困っていることがあれば教えて下さい．

問9. 転居や転校はありましたか
　　□なかった　□あった→それはいつですか：

問10. ご家庭について
　1）家庭内の雰囲気は
　　□普通　□静か　□にぎやか　□冷たい　□暖かい　□複雑
　2）ご家族の間で子育てに関して意見の違いは
　　□ない　□ある：具体的に
　3）ご家族で何か信仰されていますか．　□ない　□ある
　4）ご家族やご親戚にご病気の方はいらっしゃいますか．
＜例＞父方祖父：心臓病，叔父：精神的な疾患　など
具体的に：
　5）家族構成について
父：（　　）歳，ご職業（　　　　　　　），健康状態（　　　　　　　　　　）
　　性格：
母：（　　）歳，ご職業（　　　　　　　），健康状態（　　　　　　　　　　）
　　性格：

兄弟：　　　　　　　　健康状態・性格
１．（　　）歳（男・女）　（　　　　　　　　　　　）
２．（　　）歳（男・女）　（　　　　　　　　　　　）
３．（　　）歳（男・女）　（　　　　　　　　　　　）
＜例＞
１．（兄　13）歳（男・女）　（慢性腎炎で通院中，内気　　　　）など
＊他に同居の方はいらっしゃいますか（いいえ／はい―どなたですか　　　　　　　）

　　　　　　　　　　　記入者のお名前（　　　　　　　）　お子様との続柄（　　　　　）
ご協力ありがとうございました．

## 資料2　外房こどもクリニック　心理相談　問診表

カルテ　No.

| 相談対象者名 | | 生年月日 | 年　　月　　日　　才　　カ月 |
|---|---|---|---|
| 学年等 | 保・幼・小・中 | 年 | |

　書けることだけでかまいませんので，ご記入よろしくお願いします．

1．どのような心配や問題についての相談ですか？

2．その心配や問題が始まった時期はいつですか，そのきっかけになるようなことがあれば記入して下さい．

3．上記の心配や問題のことで病院や相談機関に相談したことはありますか？
　　＿＿＿年生（　　才）の時
　　a）病院・機関名

　　b）何と言われたか（診断名，傾向など）

　　c）どのような検査や治療を受けたか

4．乳幼児健診などで何か問題があると言われたことはありますか
　　　・1才6ヶ月の時；

　　　・3才；

　　　・就学相談；

5．就学前に通所していた・しているところ（発達センター・保健所など）があるか
　　・ない
　　・ある
　　　通所していた機関；

　　　＿＿才　＿＿カ月から＿＿才＿＿カ月　　　＿＿カ月・＿＿週に＿＿回

6．保育園（幼稚園），学校の社会生活や集団活動で問題となることはありますか？
　　□保育園（幼稚園），学校に行かない・行きたがらない
　　□集団行動が苦手・一人だけ違う行動をする
　　□いじめられている・からかいや仲間はずれの対象にされやすい
　　□友だちが作れない・特定の人としか関わらない
　　□授業中，立ち歩く・立ち歩きまではないが落ち着かない
　　□勉強がわからない，授業についていけない
　　□忘れ物をしたり，物を失くすことが多い

7．6のこと以外で何か気になっていることがあれば，書いて下さい．


6．相談に期待すること
　　□　何か病気や障害があるなら診断してほしい
　　□　発達・知能の検査をしたい
　　□　子どもの問題や障害についてもっと良く知りたい
　　□　家庭内での具体的な対処方法について知りたい
　　□　親としての悩みを聞いて欲しい
　　□　本人の話を聞いて欲しい・相談相手になって欲しい
　　□　教育や支援施設についてなど（どこに何を相談すればよいか，利用についてなど）

7．家族構成，家族状況についてお聞きします．
　　a）同居の家族について

| 氏　名 | 年齢 | 続柄 | 職業・所属・学年等 | 備　考 |
|---|---|---|---|---|
| | | | | |
| | | | | |
| | | | | |
| | | | | |
| | | | | |

　　b）家族のことで何か気になることはありますか（例．兄弟児も不登校，親の健康問題がある）

## 資料3　外房こどもクリニック発達検査問診票

患者様のお名前：＿＿＿＿＿＿＿＿＿

記入日：平成　　　年　　　月　　　日

　初回面談で知能検査を実施するにあたって，検査結果の報告内容が患者様に役立つ情報になりますように，患者様の情報提供をお願いいたします．

1. 今回，知能検査を受けるきっかけは何ですか．
　　a）知能検査を取ることを勧められた．　　はい・いいえ
　　a）で「はい」と答えた人におたずねします．勧めた人または機関はどちらですか．
　　医師・他の病院（病院名：　　　　　　　）・学校・教育相談センター・スクールカウンセラー・療育機関（機関名：　　　　　）
　　b）自分から受けたいと思った．　　はい・いいえ


2. 知能検査を受ける目的は何ですか．
　　□　発達の遅れや偏り，傾向について知りたい．
　　□　得意なことや苦手なことについて知りたい．
　　□　就学相談の参考にしたい．
　　□　教育相談の参考にしたい．
　　□　特別支援学級に行きたい（または行きたくない）ので，知能検査の結果を参考にしたい．
　　□　特別支援学級に行くために，知能検査の結果が必要と言われた．
　　□　学習の指導方法や理解しやすい学習方法が知りたい．
　　□　学校や日常生活場面で必要な配慮や支援について知りたい．
　　□　その他（下に自由にお書きください．）

3．具体的に困っていることについて
　　a）学習について　　ある・特にない

　　　　□　学年相当の学習の理解が全般的に難しい．
　　　　□　特定の教科の学習に苦手がある．
　　　　　　教科：国語・算数・英語・その他（　　　　　　　　　　　）
　　　　　　どのようなことが苦手か：（例．漢字が書けない，文章題が解らない，図形が苦手）


　　　　□　学習した内容がその場では理解できるが定着しない．
　　　　□　授業中，ノートが写せない．最後まで書けない．
　　　　□　宿題ができない，課題が期限までに提出できない．
　　　　□　その他，気になることがあればお書きください．

　　b）行動について　　ある・特にない

　　　　□　話の通じづらさやコミュニケーションの取りづらさがある．
　　　　□　指示や説明を理解できていない，聞いていない．
　　　　□　約束を守れない．
　　　　□　場のルールを理解できない．
　　　　□　あまり話さない，話すことに苦手がある．
　　　　□　友達を作れない，友達との関係が定着しない．
　　　　□　落ち着きがない．
　　　　□　集中力がなく，気が散りやすい．
　　　　□　周囲とトラブルを起こしやすい．
　　　　　（トラブルの内容：　　　　　　　　　　　　　　　　　　）
　　　　□　忘れ物することや，物を失くすことが多い．
　　　　□　整理整頓ができない，部屋や自分の席の周りが散らかっている．
　　　　□　自信がなく，自己肯定感が低い．
　　　　□　作業や行動が遅い，周りよりワンテンポ行動が遅れる．
　　　　□　その他，気になることがあればお書きください．


4．今までお子さんの様子で気になったことがありますか？
　　・何歳頃：
　　・どのようなこと



ご協力ありがとうございました．

# 終わりに―多様性の受容または他者理解の可能性

　発達障害の医療は，私たちはそして社会は多様性をどう受け入れるのかという課題に帰着します．

　そして，発達障害の臨床に関与すると，他者を理解するとはどういうことかと考えるに至ります．

　日本の社会にこの発達障害に関連する問題が根深く蔓延していることを，日々の臨床から感じ取っています．家庭や地域，学校や職場などで，理解が困難な他者に対して排除や無視，切り捨て以外にどうしてよいかわからない事態が進行しているようにも思えます．

　私たち現場の臨床医は，実際の診療でその児・家族への最良の診療を行い，そして自分たちの経験とそこから得たものを社会に向けて発信することが使命でしょう．本書もその一環です．

　発達障害の方々の認知特性とは，実は誰にでもある特性です．その特性が極端になったときに，ある疾患として現れるといえます．そして，誰にでもある特性の一つの姿であるからこそ，私たちは理解可能なのです．また，疾患には生物医学的基盤とともに文化的背景があるといえます．この二面は，発達障害の医療において顕著に現れています．

　現代中国出身で米国在住の作家イーユン・リーの小説の中に，一人の女性研究者が登場します．その研究者は製薬会社の研究室で粘性の測定をしながら，時々，スイスで結核により死亡した友達，パリの年老いた靴の修理屋，バイエルンの若い羊飼いのことを思います．彼らは彼女の空想の友達なのです．空想の友達とは定型発達児の場合ですと4, 5歳時に特徴的に発現し，やがて消えていきます．しかしある特性の人にとっては生涯を通じて大きな意味を持つ場合があります．また，小説中には禁止されたキリスト教信仰を堅持しながら，孤児の少女を育てる姉妹が登場します．その姉妹はやがて自分たちから離れた少女に伝えます．「私たちは最近の学校がうたっているような，いわゆる均整のとれた人格の形成には特に関心がありません」

本書が，読者諸兄姉の発達障害診療，小児診療への手助けになっていれば幸いです．

　なお，本書の執筆にあたり，第33回東日本外来小児科研究会（2014年10月12日　東京国際フォーラム）で登壇していただいた方々．中村みほ氏（読売新聞東京本社　記者），杉田真紀子氏（臨床心理士），上條晴夫氏（東北福祉大学教授・教師教育ネットワーク代表），中島展氏（こども発達支援センターそらいろ・一般社団法人こども未来共生会理事長），涌水理恵氏（筑波大学大学院　人間総合科学研究科[医学医療系]　生命システム医学専攻　社会健康医学分野　准教授），小田知宏氏（NPO法人発達わんぱく会理事長），山下裕美氏（千葉県横芝光町　保健師），前沢明枝氏（児童文学翻訳家・元東京医療保健大学准教授），神作憲司氏（国立障害者リハビリテーションセンター研究所　脳機能系障害研究部脳神経外科学研究室・室長　千葉大学CFME・特別研究教授　電気通信大学BLSC客員教授），鈴木直光氏（筑波こどものこころクリニック）に感謝申し上げます（登壇順）．またそのような機会を筆者に与えていただいた　日本外来小児科学会，東日本外来小児科研究会の皆様へ感謝します．日頃の診療でお世話になっている　市河茂樹氏（亀田総合病院小児科），永澤佳純氏（千葉県千葉リハビリテーションセンター小児科），また教育現場での実践をご教示いただいた千葉県いすみ市立大原小学校の先生方，日頃，ともに診療している臨床心理士，杉田真紀子氏，大野留美氏．さらに当院の診療を共に行っている医師，スタッフに感謝します．なお，市河茂樹氏から内容へのご教示と帯に推薦の言葉を頂きました．重ねて感謝申し上げます．

　本書も中外医学社，五月女謙一さんの併走により成立しました．

　最後までお読みいただきありがとうございます．

2016年3月
　　千葉県外房海岸の美しい波を眺めながら　　黒木　春郎

# 索 引

## あ

| | |
|---|---|
| アトモキセチン | 44 |
| 遺尿 | 89 |
| 遺糞 | 61,89 |
| イミダフェナシン | 49 |
| イリイチ | 6 |
| 医療化 | 6 |
| 因果応報論 | 23 |
| インクルーシブ授業 | 31,36,37 |
| 隠喩としての病 | 9 |
| うつ状態 | 133,137 |
| うつ病 | 6 |
| 腕交差 | 25 |
| ウリトス® | 49 |
| エビリファイ® | 47 |
| エンパワメント | 66 |
| 沖田×華 | 17 |
| おねしょ | 6 |

## か

| | |
|---|---|
| 開眼・閉眼 | 25 |
| 過活動性膀胱 | 49 |
| ガスター® | 53 |
| 家族エンパワメント | 66 |
| 家族看護 | 62 |
| 亀田クリニック | 13 |
| 感覚過敏 | 107 |
| 感覚統合 | 25 |
| 疳の虫 | 75 |
| 甘麦大棗湯 | 48,58,75 |
| 緘黙児 | 128 |
| 共感覚 | 56 |
| 協調運動障害 | 78,107 |
| 共同注視 | 75 |
| 金匱要略 | 75 |
| 空間的視点 | 27 |
| 空想の友達 | 56 |
| グループトリプル P | 68 |
| 桂枝加竜骨牡蛎湯 | 131,132 |
| コンサータ® | 7 |

## さ

| | |
|---|---|
| 柴胡加竜骨牡蛎湯 | 131 |
| サヴァン症候群 | 21 |
| 逆さバイバイ | 56 |
| 酸化マグネシウム | 52 |
| 時間順序判断 | 25 |
| 時間順序判断課題 | 25 |
| 視知覚認知問題 | 106 |
| 自閉スペクトラム症 | 1 |
| 小建中湯 | 52 |
| 常同運動 | 89 |
| 小児カウンセリング料 | 13 |
| 食思不振 | 44,45 |
| 新型うつ病 | 7 |
| 新規抗うつ薬 | 7 |
| 睡眠障害 | 45,59 |
| スーザン・ソンタグ | 9 |
| スクールカウンセラー | 98 |
| ストラテラ® | 7 |
| 成人の ADHD | 137 |
| 成人の発達障害 | 140 |
| 素行症 | 146 |
| 素行障害 | 144 |
| ソリフェナシン | 50 |

## た

| | |
|---|---|
| 大黄甘草湯 | 51 |
| 大建中湯 | 51 |
| 体部位依存的視点 | 27 |
| タケプロン® | 54 |
| 多幸感 | 125 |
| 脱病院化社会 | 6 |
| チック | 92,131 |
| 注意欠如・多動症 | 1 |
| 調胃承気湯 | 51 |
| ディスレキシア | 42 |
| デスモプレシン酢酸塩水和物 | 60 |
| ドーパミントランスポーター | 44 |
| 時空間処理 | 25 |
| トリプルP | 62,67 |

## な

| | |
|---|---|
| 難治性便秘 | 89 |
| 認知の多様性 | 8 |
| ノルアドレナリン | 44 |
| ノルアドレナリントランスポーター | 44 |

## は

| | |
|---|---|
| 発達障害の発生頻度 | 1 |
| バップフォー® | 50 |
| 反抗挑戦性障害 | 143 |
| 反抗挑発症 | 143 |
| ピコスルファートナトリウム | 53 |
| 微細脳障害 | 7 |
| ファモチジン | 53 |
| フラッシュバック | 80 |
| プロピベリン塩酸塩 | 50 |
| ペアレントトレーニング | 78 |
| ベシケア® | 50 |
| ベルソムラ® | 47 |
| 便秘 | 60 |
| ぼく,カギをのんじゃった! | 22 |

## ま

| | |
|---|---|
| マイスリー® | 46 |
| マイブーム | 88 |
| マグミット | 52 |
| ミニリンメルト® | 49 |
| メチルフェニデート | 44 |
| モニラックシロップ® | 52 |
| モノアミン仮説 | 55 |

## や

| | |
|---|---|
| 夜尿症 | 6,49,60 |
| ユニバーサルデザイン | 31 |
| 抑肝散 | 49 |
| 抑肝散加陳皮半夏 | 48,58,130 |
| 夜泣き | 75 |

## ら

| | |
|---|---|
| ラキソベロン® | 53 |
| ラクツロース | 52 |
| ランソプラゾール | 54 |
| リアルタイムMEGシステム | 30 |
| リタリン® | 7 |
| 六君子湯 | 53 |
| 量質転化 | 9 |
| 臨床心理士 | 11 |
| ロゼレム® | 46 |

## 欧文

| | |
|---|---|
| ADHD | 1 |
| ASD | 1 |
| Crossed hands illusion | 25,26,28 |
| DDAVP | 60 |
| DSM-5 | 1 |
| K-ABCⅡ | 14 |
| K-ABCⅡの尺度 | 118 |
| PARS | 128 |
| SNRI | 7 |
| SSRI | 7 |
| WISC-Ⅳ | 14 |
| WISC-Ⅳの指標 | 113 |

黒木春郎（くろきはるお）
医療法人社団嗣業の会　外房こどもクリニック　理事長

◇経歴
東京都出身
昭和59年千葉大学医学部卒業　　医学博士
千葉大学医学部付属病院小児科医局に所属し，関連病院勤務を経て，
平成10年より千葉大学医学研究院小児病態学教官
平成14年より医療法人永津会齋藤病院小児科勤務
平成17年6月外房こどもクリニック開業
平成21年4月　医療法人社団嗣業の会開設

【現在】
医療法人社団嗣業の会外房こどもクリニック理事長
千葉大学医学部臨床教授
日本外来小児科学会理事・学会誌編集長
日本小児科学会専門医
日本感染症学会専門医・指導医・評議員
医療法人社団鉄蕉会亀田メディカルセンター小児科アレルギー外来担当

【著書，訳書】
単著　『小児科漢方16の処方』『プライマリケアで診る小児感染症　7講』中外医学社
共著　『最新感染症ガイド　R-Book 2009』岡部信彦監修　日本小児医事出版社
　　　『インフルエンザ菌 小児耐性菌感染症の治療戦略』砂川慶介編　医薬ジャーナル社
　　　ほか多数

千葉大学ヒマラヤ登山学術調査隊（沼田真総隊長）に参加
昭和56年（1981年）　ネパールヒマラヤ　バルンツェ峰7,200m初ルート登頂
昭和60年（1985年）　ブータンヒマラヤ　ナムシラ峰6,000m初登頂

プライマリケアで診る発達障害(はったつしょうがい)

| 発　行 | 2016年5月15日　　1版1刷 | |
|---|---|---|
| 著　者 | 黒　木　春　郎(くろき　はるお) | |
| 発行者 | 株式会社 | 中外医学社 |
| | 代表取締役 | 青　木　　滋 |
| | 〒162-0805 | 東京都新宿区矢来町 62 |
| | 電　　話 | 03-3268-2701(代) |
| | 振替口座 | 00190-1-98814番 |

印刷・製本/三報社印刷(株)　　　　　　　　　　　〈KS・SH〉
ISBN 978-4-498-14542-9　　　　　　　　　　　Printed in Japan

〈(社)出版者著作権管理機構 委託出版物〉
本書の無断複写は著作権法上での例外を除き禁じられています．複写される場合は，そのつど事前に，(社)出版者著作権管理機構(電話 03-3513-6969, FAX 03-3513-6979, e-mail: info@jcopy.or.jp)の許諾を得てください．